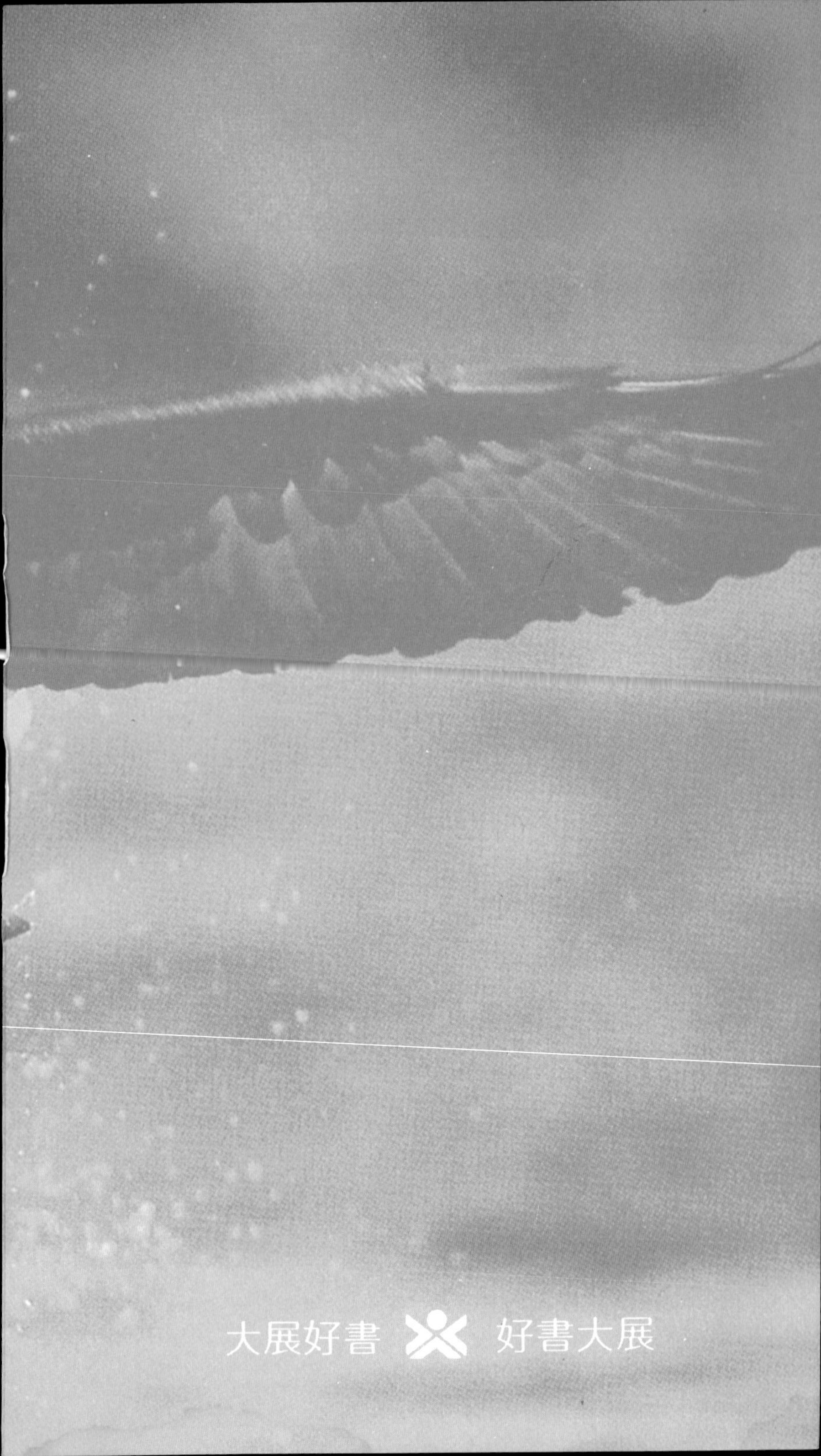
大展好書 好書大展

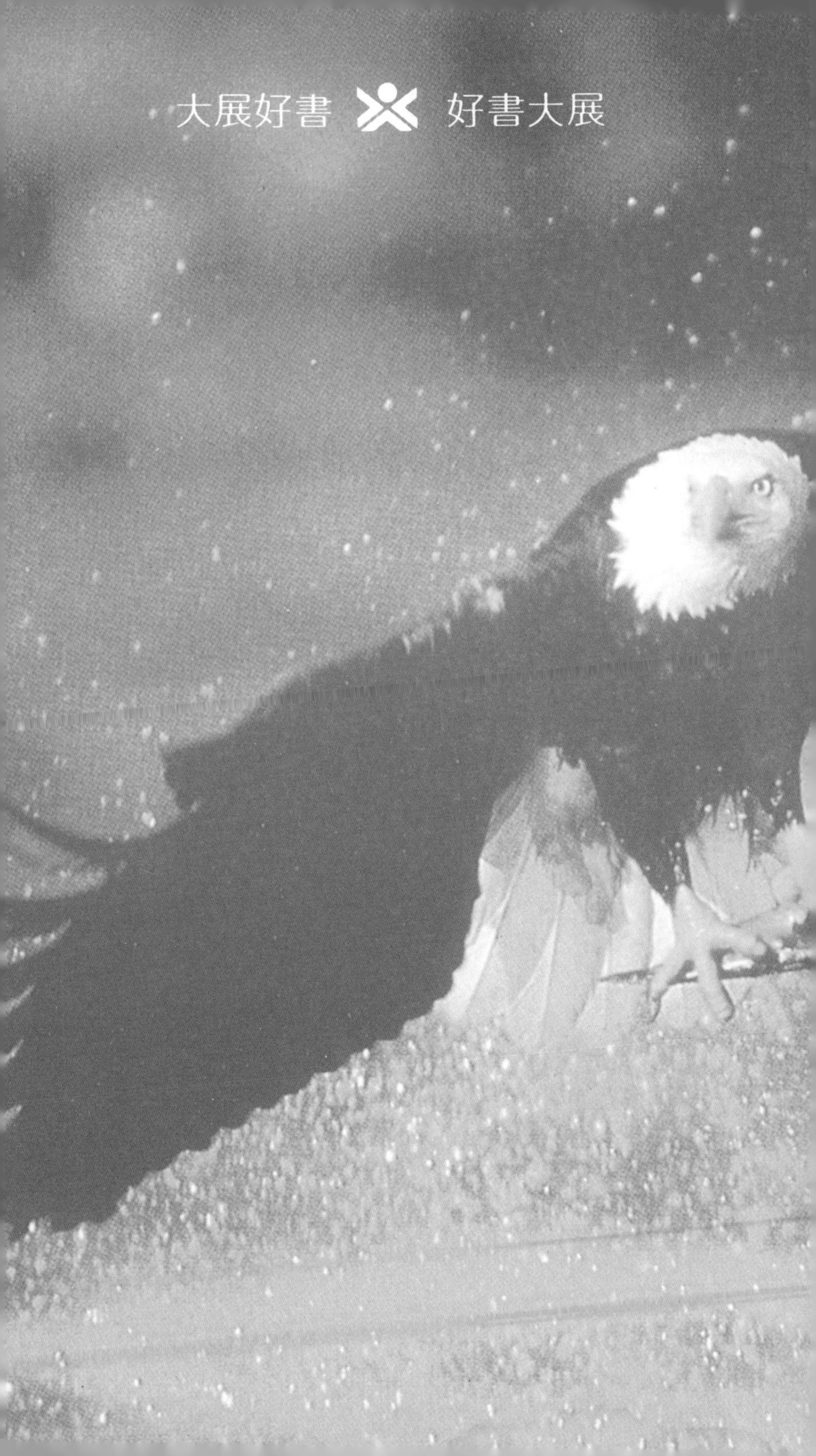

婦幼天地
44

NS磁氣平衡法

塑造窈窕奇蹟

古屋學院校長・NHK講師
古屋和江 著
李芳黛 譯

大展出版社有限公司
DAH-JAAN PUBLISHING CO., LTD.

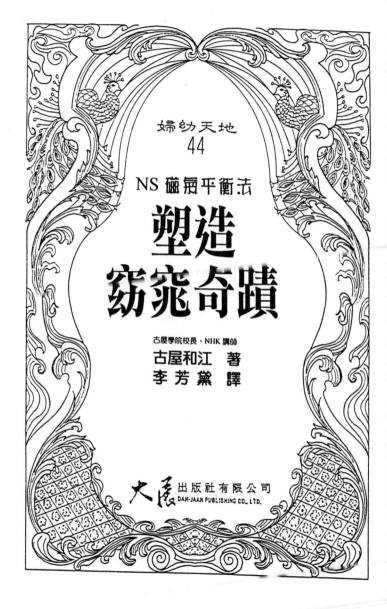

《前　言》

嘗試的人（三一五〇人）全都瘦了 空前驚人減肥法

——終於了解「肥胖的人大部分是水胖」

本書介紹的方法不是要你去哪裡做運動。這是只要依照書中內容實行，就可達到減肥目的的全新方法。

自從『刺激臉部肌肉塑臉』一書問世以來，每天接到來自各地的讀者信件。有詢問問題的，也有致謝的信，我現在才知道，原來有不少人希望自己的臉型改變，卻又不知如何下手。

「臉肌」這個書中新創的名詞，一時之間非常盛行，成為一般用語，也對美容界造成大震撼。

位於關東各地的古屋學院「美容瘦身教室」，有數千位女性接受指導。除此之外，還有通信教育、美容沙龍（池袋），在接觸各年齡層各式各樣學生之際，我也有了嶄新發現。

☆☆☆☆☆☆☆☆☆☆☆☆☆☆☆☆☆☆☆☆☆☆☆☆☆☆☆☆☆☆☆☆

「希望腰瘦一點。」

「希望腳部等下半身瘦一點。」

現在——

「希望臉瘦一點。」

併入三大目的之一。

以前，「希望腰瘦一點」、「希望體重減五～六公斤」這種關於脂肪胖的煩惱占壓倒性多數。但最近，與水胖體質有關的問題增多了。水分取代皮下脂肪，成為影響肥胖的原因。

理想狀況下，五十公斤體重的女性，水分為三十公斤。但大部分人都超過這個標準。

我不但容易肥胖，而且體質虛弱，但在尚未二十歲時就成功減肥二十公斤，同時恢復健康身體。

從那時候開始，我便專心學習減肥法、健康美容法。到美國之後，又在紐約修習美容醫學、健康醫學。心中抱持一個疑問。

☆☆☆☆☆☆☆☆☆☆☆☆☆☆☆☆☆☆☆☆☆☆☆☆☆☆☆☆☆☆☆☆

日本人的腸子比西方人長三十公分，除了這種體質差異外，水質、土壤、氣壓、氣候等風土也不同。要將西方醫學完全應用在東方人身上，總嫌不足。

就在這時候，我有機會到中國廣州中醫學院學習東方醫學。

到了中國一看，發現大陸各式各樣的美容法、健康法都有，令我大吃一驚。像利用耳部刺激使雀斑變淡、利用呼吸法改變體質的減肥法等等。尤其是減肥方法琳瑯滿目。在研究「粥減肥法」期間，我注意到水質的差異。同樣是米和水，但地區不同，味道也完全不同。不僅味道而已，在中國還有指出，你搬到某處飲當地的水，就可減肥、健康的情形。

我對於當地的「水」成分很有興趣，便請廣州中醫學院化學教授分析。在「水」中放入「釘」，不管多久釘子都不會生銹。原來「減肥水」的真正面目，就是礦物質成分多的磁氣水。

日本女性在年輕這一代也是一樣，水胖體質比脂肪胖多。說得坦白一點，就是像嫩雞一樣鬆鬆軟軟，肌肉缺乏彈力。

依照文獻記載，昭和初期的日本女性，與現代女性嫩雞型體質不同，以前女性身體比較結實、肌膚有彈力，好像很少有下垂情形。

然而，速食品流行，加入香料及人工色素的油性化妝品出現後，變成怎麼樣了呢？體格膨脹、脂肪肥厚、下垂、水胖等煩惱隨之而來，這些現象可以很明顯地從古屋學院資料中看出。

從中國回到日本後，我一直思考「減肥水」的問題。而且反覆思索，訴說水胖的日本女性比訴說脂肪的女性增加的理由，不就是「水」的問題嗎？

「試過所有減肥法，而且規規矩矩地依課程實施，但就是瘦不下來。」

這種抱怨每天不知要聽多少回。正當我左思右想煩惱之際，有幸遇到岩田先生。

就是在東京日本針灸學校擔任講師的岩田一郎老師（渋谷岩田針灸院院長）。岩田先生所發表的岩田理論、新治療系統，就是備受世界矚目、具有劃時代意義的磁氣均衡法。

依照岩田先生的說法，肥胖體質的人，與其說是受「水」或「食物」影響，不如說是因為人體具備的極性（NS極）亂掉了，因為褲襪、尼龍內衣褲所產生的靜電，自動化機器等帶來有害電磁波的氾濫「環境」所致。

就像秒針移動一樣，瞬間從「肥胖體質」變為「瘦身體質」絕不是夢。

一天十分鐘就夠了。這是最有效、最簡單、最經濟的方法，每個人均可輕鬆實施。

依照岩田理論，只要讓右手及左腳二個神奇區域，接觸裡面裝有十元硬幣、一元硬幣、水晶、金、銀，紅寶石、鑽石等貴金屬的N・S磁氣片即可。

☆☆☆☆☆☆☆☆☆☆☆☆☆☆☆☆☆☆☆☆☆☆☆☆☆☆☆☆☆☆

在美容沙龍的學生們，真的在短期間瘦下來了，真令人驚訝！他們沒改變飲食，吃蛋糕也沒關係！當然，長期間只吃蛋糕者另當別論。最重要的是長期性維持均衡飲食。

怎麼樣？這個方法很簡單吧！很適合缺乏恒心、工作忙碌的人。而且這個方法有個特徵，就是生活不規則的人容易瘦。

與本書相會，你的人生就被幸運之神包圍。

只有一項規定必須遵守，就是一天十分鐘碰觸二個神奇區域。

「超過十分鐘是不是會瘦得更快？」

也許有人會這麼問。我提醒你別忘了灰姑娘的故事，美麗華服、馬車超過十二點就消失了。

這就是引導你成功邁向NS磁氣平衡減肥的魔法之鑰。

☆☆☆☆☆☆☆☆☆☆☆☆☆☆☆☆☆☆☆☆☆☆☆☆☆☆☆☆☆☆

目錄

前言

第一章　只要排出體內水分任何人都會瘦

第二章　保持人體磁氣（N極、S極）平衡不論怎麼吃喝都不會胖

——肥胖者的NS平衡一定失調

第三章　一天只要十分鐘！從第三天開始體重就會下降的輕鬆減肥法

——刺激NS區使你變成另一個人

第一章

只要排出體內水分任何人都會瘦

——使難除的水分簡單排出的體內磁氣平衡醫學之神奇

試試利用新開發的NS磁氣平衡法減肥

在治療面已經有實績的岩田理論，可不可以應用在美容方法中——我開始嘗試。得到醫學博士的協助，我著手研究NS磁氣平衡法的美容效果。

對於女性而言，胖瘦造成的困擾比男性嚴重得多。

在池袋的美容沙龍裡，每天可以見到來自各地、年齡層範圍極廣的女性朋友，經由免費諮詢，了解到他們煩惱之深。

不單單是美容方面的問題而已，胖瘦問題還會左右一個人的一生。

因為身材肥胖而穿不下衣服是最常聽見的抱怨，其他還有各種困擾。

- 無法就業。
- 無法結婚。
- 醫生提醒為了健康應該減肥。
- 不管什麼減肥法都無效。

•因不喜歡「胖子」的稱呼，而被退婚。
•對人懷有恐懼感而拒絕入學。
•連喝一杯水都會胖，更別說是進食了，因為恐懼食物，一吃就吐。
面對這些困擾並不容易，最重要的是在醫生的監督下，站在對方立場，與對方共同尋求具體解決方法。煩惱愈深，在諮詢時愈有必要耐心聽對方傾訴。
古屋學院到現在為止，已有數千位通信學生，以及一五〇位美容沙龍學生，在建議下進行「NS磁氣平衡法」，全部成功。
沙龍中是在N極與S極貼上磁片，或使用與強力磁氣作用酷似的水晶等。經過NS磁氣平衡調整的瞬間，人變得如何呢？即使緊張中的人也感到——
「身體暖和，感覺很舒服……」
就這樣不知不覺地睡著了。
你知道嗎？這裡就是人體神奇的區域，在安全、簡單的方法中可以改變成瘦身體質，讓人人都充滿自信。這種瞬間改變體質的方法，可以說最適合肌肉承受力不好的人。

體內磁氣——N極、S極是什麼？

各位還記得小時候玩的磁鐵吧！磁鐵具有不可思議的力量，能夠吸附鐵、指出南北。指北的是N極、指南的是S極。初見這種力量的人都非常吃驚。就像發明「火」的時代般，是歷史的瞬間。

我們所居住的地球，其實也是個大磁石。

在地球的北極附近，吸引方位磁針的N是地磁氣的南（S）極，在地球的南極附近，吸引方位磁針的S是地磁氣的北（N）極。雖然很囉嗦，但卻是很重要的觀念。此外，地理學的極與地磁氣的極，N與S相反。

自然界的磁鐵礦石等岩石，在十億年前，就受地球磁氣而磁化，變成磁石。這些磁石的威力至今尙存，非常驚人。我們也可以藉由挑選這些岩石，利用自然界的巨大威力。

在自然界中，除了人體內有磁氣外，動物也具有小磁石，候鳥就是。像燕子般的夏鳥，以及春秋會飛到日本的鷸類等候鳥。這些候鳥多半是地球南北大移動。此秘密雖至今尙未解明，但關於鴿子就很有意思。衆所些知，鴿子永遠不會回錯家，到了一九七七年，美國才發表原來鴿子頭上有根小磁針。

以下介紹美國物理學權威，亞歐博士的研究。

他是揭開宇宙神秘面紗的知名博士，其所發表的「人體極性圖」中，與岩田理論有許多相似點。

人體中，有許多與電流極性完全相反，具有獨自極性的電。

除了北極性位置男女有別這一點以外，其他與岩田理論一致。

二者的神奇區域，右手小指為N極、左腳腳掌心內側為S極也一致。請比較五十九頁圖與六十一頁圖。

另外，加爾佛・萊恩巴哈也發表有趣報告。

人體右側是N極（陰極），藍色、溫度低，左側是S極（陽極），橘色、溫度高。

他也著重於除了自然界中的磁鐵礦石之外，所有生物都有NS磁氣的理論。

自然界真是充滿神秘色彩。

瀧口典子（29歲）自營業

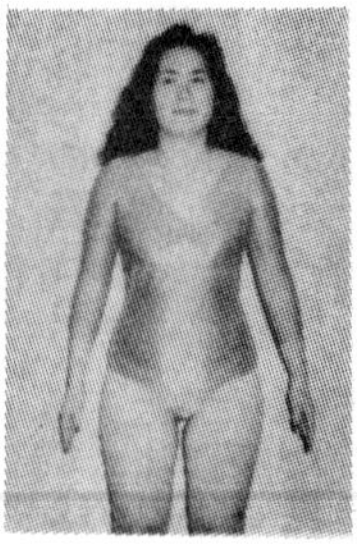

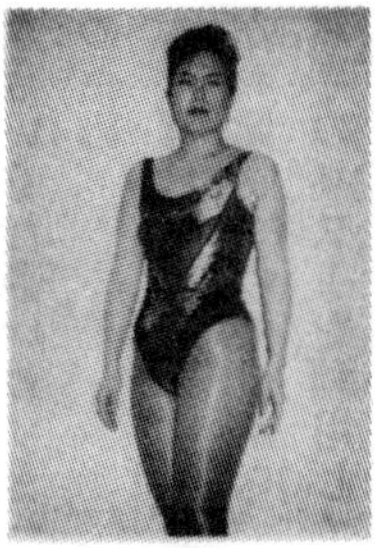

1個月後

身高	160cm
體重	67kg→59kg
B	93cm→88.5cm
W	77cm→67cm
H	102.5cm→90cm

我自己經營餐飲店，所以本身的用餐多半是在夜裡打烊之後，而且往往累得不想吃飯，就隨便吃些餅乾等甜食。

就這樣不知不覺中，體重從五十二公斤增加到六十七公斤。現在不只洋裝穿不下，連白色、米色、粉紅色等輕鬆色彩都儘量避免，只穿黑色、咖啡色寬鬆衣服，每天往返住家與商店之間。

後來，經由雜誌得知古屋式通信招募學生，因為自己有不少疑點，所以乾脆親自跑一趟。

在此，我接受ＮＳ磁氣平衡指導。早晨起床喝一杯「磁氣水」礦泉水，睡前則將磁石放在二個神奇區域十分鐘。

我感覺頭腦放鬆，好像身體中的力量被抽掉了一些。本來一直為便秘所苦，但到了第三天，感覺好舒暢，完全通了。

體重方面，一週瘦了二公斤，後來因為沒再發胖，就沒再量體重，到第三個月共減了八公斤。

依照古屋老師的建議，一天喝七杯礦泉磁氣水，如果記得的話，上七次廁所也很好，現在是減肥目標十五公斤的一半，但身體已經覺得非常清爽了。不知是不是體內毒素排出的緣故，連肌膚都變得光滑柔細。

你知道磁力作用嗎？

請環顧四周。

「治療肩痛，腰酸有效！」

這種廣告是不是隨處可見？其中多半是使用磁石的健康器材。磁石腹帶、磁石皮帶、磁氣罐等，應該很多人試過吧！我家中還有父親昭和初期的雜誌，其中也有磁氣製品廣告，可見其受歡迎程度。

為什麼磁氣對身體有好處？

運動不足的身體不但容易肥胖，巡迴體內的微弱電流流動也不佳，久而久之，就像機器生銹一樣，沒進行肌肉運動的場所就退化不動了。

有一天，手突然痛得抬不起來，腰也痛得受不了。這時候怎麼辦？將磁石放在疼痛、疲勞部位，便會產生新電氣，使血液中產生電流。當然，血液循環改善後，疼痛及疲勞就消失了。

我也在開始接觸岩田理論之初，就利用磁氣罐治療脖子痛、腰痛等，感覺效果良好，有時一次用十個、二十個治療。

在得知NS磁氣平衡法後，現在不同了。

不論什麼狀況，只要在神奇區放二個就夠了。而且只要十分鐘。效果超群、方法簡單。

村田菜穗子（22歲）模特兒

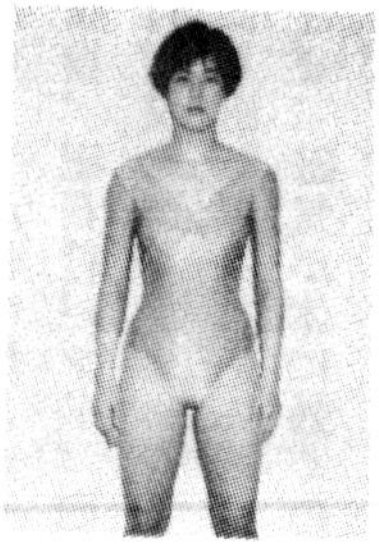

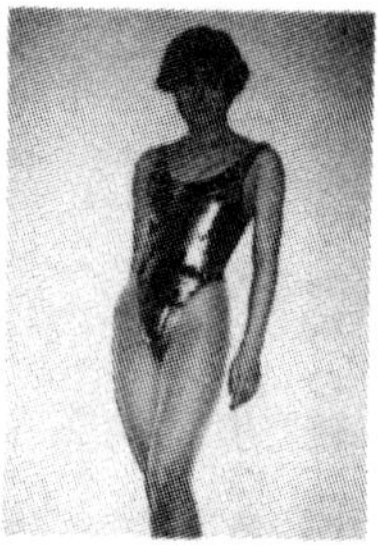

2個月後

身高	170cm
體重	65kg→58kg
B	88.7cm→85.3cm
W	72.2cm→63.7cm
H	95.8cm→88.5cm

我以活躍於舞台的舞者為目標，現在則從事模特兒工作，並且練舞靜待時機。

我身高一七〇公分，一般人以六十一公斤為理想體重，因此家人、朋友都說我「剛剛好」，但事實並非如此。當我穿泳衣時，就會被批評，當模特兒太胖了，因為這個原因，使機會一再流失。

於是我刻意節食，只吃蔬菜、果汁等低熱量食品。結果不但體重沒減少，每天早上起床都無精打采的。我生理正常、沒有便秘，上醫院檢查也沒有任何異常。當時我覺得腹部周圍有膨脹感。

正當我煩惱以前的努力全部白費時，在雜誌上看到古屋式減肥法。透過通信教學，我了解到因為飲食不規則，所以營養吸收率、貯存率高，我以高熱量零食取代身體需要營養素，使得身體容易發胖等事。

而這次減肥對我來說壓力也不小。

我拒絕甜食、果汁，只帶礦泉磁氣水，在下課時間喝，睡前十分鐘接觸磁氣片。

隔天早上開始，臉部的臃腫消失了，讓我大吃一驚，下課後也不疲勞，和以往完全不同。

健康食品中也使用磁氣

在各種健康食品充斥的現代，我們不得不對有害物質敏感些。疑似致癌物質的防腐劑、人工色素、香料等添加物務必避免，對於自然界的黴等有害物質也要注意，否則有一天你會突然發現——

「致癌性物質！」

我時常到食品工廠參觀，發現製造優良品質的良心工廠，必定嚴格挑選「水」，在污水處理方面，也投注最大程度的關心。

我很喜歡喝礦泉水和三塔的薏米茶。三塔薏米茶是出產於六甲山，我一天要喝五～六杯。

薏米茶有利尿作用，可使內臟，尤其是腎臟活性化。

腎臟是處理體內的老化廢物的器官，有如製造好水的工廠一樣，這裡一天可再生一八〇公升水，相當於一公升瓶子一百支。

一天經由喝、吃攝取的水分為二・五公升，而經由呼吸、皮膚、尿、汗、便等排出體外的水分，也一樣是二・五公升。

為了供給一八○公升的水，在體內循環的水，必須藉腎臟作用一天再生六次。由此可知腎臟的作用有多重要。而使腎臟活性化的薏米水，也應該選擇重視栽培環境，特別是「水」的品質。

磁氣度大的「活水」很重要。落在東京水管中的釘子，六天都不會生銹，水也不會變成茶色。然而像六甲的水，磁氣度非常大，同樣東西放在裡面一年也不會產生變化，實在不可思議。

因此，以磁氣水培育的健全植物製成之健康食品，一定對我們有益。

再請看看樹木。很可惜，因為人類的破壞，自然界中的樹木遽減。樹木從地下吸收水分，經由樹葉蒸發於空氣中，這些水量一天約一九○公升，與人類差不多。「沒有植物就沒有動物」真是永恆的真理。

高橋明美（27歲）化妝師

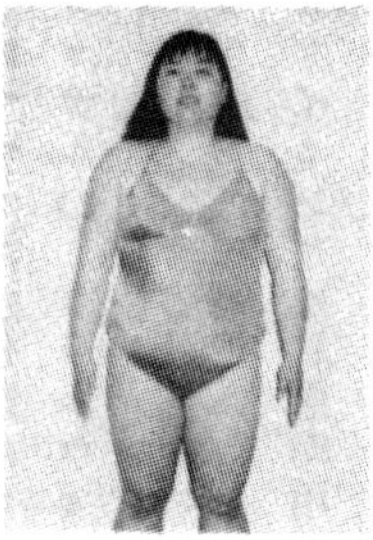

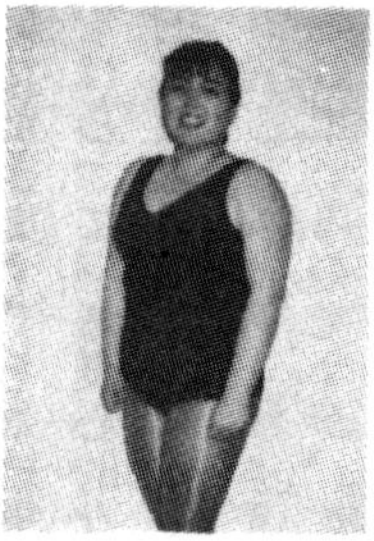

1個月後

身高	160cm
體重	92.5kg→80kg
B	120cm→99.5cm
W	107cm→90.5cm
H	118cm→99.0cm

我二年前結婚時，體重六十公斤，身體狀況也非常艮好。但婚後與先生一起吃宵夜的機會增加，再加上工作關係飲食不規則，使得身體變得不太好。

化妝工作很忙，我經常以餅乾、零食裹腹，到了晚上懶得吃飯，也在超市隨便買個蛋糕就吃，不知不覺就胖到七十公斤，而且生理不順。

當時透過雜誌工作與古屋老師見面。

老師親自指導我減肥使生理健全的重要性。接受婦科診治的我，開始反省自己的生活。

從那天開始，每天睡前十分鐘一定做磁氣片。才三天，在沒有節食的情況下，竟然減少了一・五公斤。

於是，我以古屋老師的指導為基礎改善飲食。

以前我的血液循環不良，身體冰冷程度連老師都嚇了一跳。但做過磁氣片後，連手指頭都感覺暖和了，真是不可思議。

更驚人的是，連肩膀痛、眼睛疲勞都有很大效果，我以五十五公斤為理想體重，達成目標後，仍會繼續做磁氣片維護健康。

為什麼不吃也會胖？

長年與衆多學生接觸，使我有各種發現。

以肥胖為首，訴說失眠、耳鳴、無力、四肢冰冷、胃不好、十二指腸潰瘍、生理不順的人，其居住地有集中在特定地域的傾向。

請醫生也一起思考其原因。原因是「水」？「大氣污染」？

住在高速公路或面臨大馬路的人，訴說身體不適的狀況最多。大氣中的塵埃是原因之一，汽車聲音振動產生的低周波也是原因之一。

我們的五官對會話及自然界的聲音沒什麼特別感覺，但對人工聲音則很脆弱。根據美國大學的研究，連續在三十赫茲以下的低音或重低音狀態下實驗一星期，結果所有人都訴說身體不適、失眠、噁心、無力感。

我們來看看有趣的實驗。

在同樣環境下讓一株植物聽貝多芬、巴哈等動人音樂，而另一株植物聽碰碰碰的噪音。

結果很有趣，在光線、營養條件充沛的環境下，聽噪音的植物成長狀況不良，出現許多枯黃葉片。

超過自然界聲音界限的人工聲音，尤其是重低音，會讓血壓上升，分泌腎上腺素荷爾蒙，使交感神經高漲，處於緊張狀態。因此血管收縮、血液循環不順。汽車引擎的重低音，雖然用耳朵聽不見，但卻會造成身體嚴重的緊張感。

只不過人與植物的構造不同，如果喜歡重低音，可以適度聽聞以消除緊張。也有人討厭「古典音樂」，只喜歡聽嘈雜音樂，利用音樂療法從想聽的放鬆樂曲開始也不錯。

總而言之，在水胖激增的現代，大氣汚染、水質汚染、噪音公害等造成ＮＳ磁氣平衡失調，形成一大社會問題。

噪音可以利用隔音牆、防音設備防止，但使體內ＮＳ磁氣混亂的電磁波卻多半無法預防。學生當中，尤其空中小姐的抱怨有許多共通點。容易發胖、怕冷、生理不順、便秘等等。

一開始著眼於膽固醇多的西洋食品，不規則的勤務時間、氣壓變化等，後來才發現，飛機本身也是巨大的磁氣系統，會使體內ＮＳ磁氣失調。

偶爾搭飛機還好，長時間下來當然會造成「下半身膨脹」、「四肢冰冷」。

吉岡晃子（26歲）公司職員

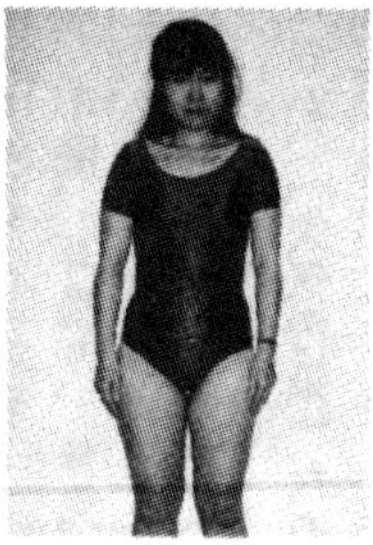

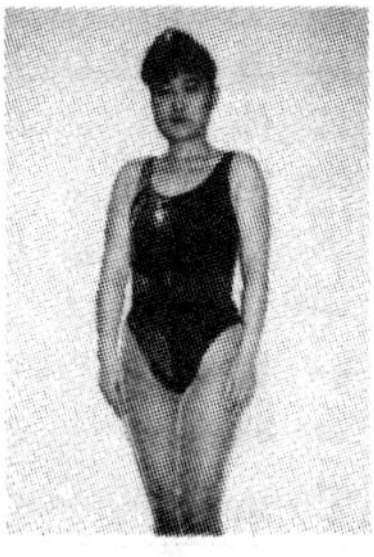

2個月後

身高	160cm
體重	59kg→55kg
B	91.5cm→88cm
W	74.5cm→68cm
H	94.5cm→90cm

我從學生時代起便患有嚴重的便秘、肩膀僵硬，整個上午都覺得不舒服。進入公司後，幾乎每天都有飯局，把法國餐當成一般飲食，一天攝取熱量三千卡左右，怎麽可能瘦得下來呢？

此時我接受ＮＳ磁氣平衡法指導。老實說，一開始還半信半疑。

「便秘、生理不順的人是水分代謝不佳之故，雖然體重減得慢，但確實可以瘦下來，別擔心，只要持之以恆就可以了。」

我接受了這次建議，用半碗飯煮粥，加上一些魚肉、海帶、蒟蒻、蘑菇。這種低熱量飲食當然不可能持續。但磁氣片就確實實行了。結果如何？四～五天後便秘消除，早上一醒來就可以排便。以前不論睡眠多充足，早上排便都很困難，現在卻非常順暢，自己都大吃一驚。

體重倒是沒什麼少，我有些沮喪，於是一段時間不量體重。繼續一個月後，雖然體重依舊，但腰圍、臀圍少了三公分。二個月後體重減了四公斤，以前緊繃繃的洋裝，現在都可以穿了。我對「寒」、「暑」的適應力差，為了健康，我一定要持續下去。

現代女性七〇％是水胖

現代幾乎所有的肥胖女性都是「水胖」。

這與ＮＳ磁氣平衡失調有關。只要在二個神奇區修正體內ＮＳ磁氣均衡，隔天水腫便消失，二～三天後身體狀況良好，體重也減下來了。

女性有月經前症候群症狀，所以在生理前或生理中，細胞比普通時候容易囤積水分，這也可說是一種保護作用。

這段期間，每個人體重都會比平常增加五百公克至二公斤左右。

了解這一點後，就不會抱怨：

「又胖了，這麼小心還是胖了。」

請放心，生理結束後，體重會恢復原狀。這一切都是「水分」在做怪，是生理現象。

同樣地，體內ＮＳ磁氣平衡失調時，為了保護身體異常狀態，細胞內容易堆積水分。ＮＳ磁氣平衡失調時，就像生理中的狀況。

沒注意到的肥胖原因

根據古屋學院資料顯示，最近因「脂肪胖」造成生理不順、便秘，以及喝一杯水就會發胖的「水胖」型女性有增加的趨勢。古屋學院一直以健康美的原則，提倡五項原則。

- 正確的飲食習慣。
- 適度的運動。
- 充分的睡眠。
- 精神安定。
- 氧氣充實。

但現在還得再加一項。

●自己維護NS磁氣平衡

想到世界排名第一的長壽國家日本，我就不由得想嘆氣，再這樣下去，恐怕再過三代，人類就得踏上滅亡之路。

幼稚園小朋友發生什麽事？根據資料，過敏體質、氣喘、呼吸系統弱的小孩何其多。而包含小學生在內的兒童，約半數為低體溫兒。平常溫度三十五度的小孩增加是最近的事。

低體溫兒造成肥胖兒的機率很高。這些小孩大半反射神經遲鈍，往往因為不會照顧自己而受傷。這當然是因為平常運動不足、習慣冷暖氣房，使得本來調節機能作用減弱。但總歸一句話，就是ＮＳ磁氣平衡失調。

請看看家中，廚房裡的微波爐、客廳的電視、小孩房的語言機，大人房的電腦。處於如此的房子裡，體內的ＮＳ磁在不知不覺中混亂了。這些平衡失調的低體溫兒，即使在浴室熱騰騰的蒸氣中，身體還是不會紅潤，總是蒼白著。

父親、母親的環境如何？根據『朝日新聞』的「生活科學」對四三七位勞動者，以及一二二位電子計算機操作員所作的問卷調查。

眼睛疲勞者	八九％
眼睛流淚者	四十％
肩膀僵硬者	五三％
腰痛者	四六％

體重突然增加的水胖型女性

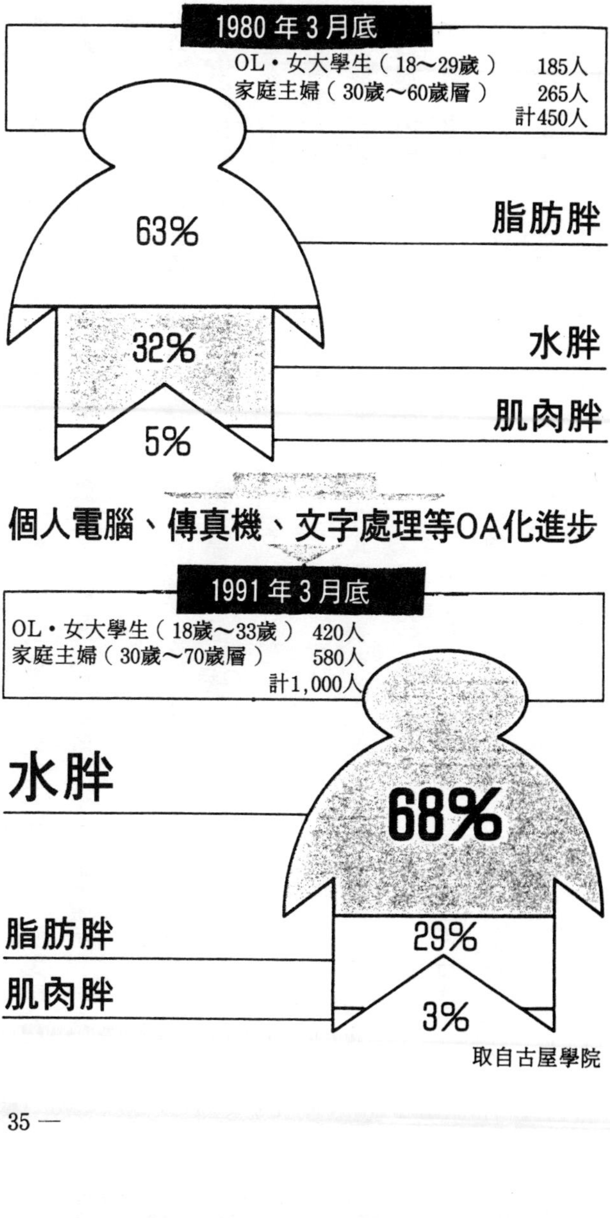
1980 年 3 月底
OL・女大學生（18～29歲）　185人
家庭主婦（30歲～60歲層）　265人
計450人
63%
脂肪胖
32%
水胖
5%
肌肉胖
個人電腦、傳真機、文字處理等OA化進步
1991 年 3 月底
OL・女大學生（18歲～33歲）　420人
家庭主婦（30歲～70歲層）　580人
計1,000人
水胖
68%
脂肪胖
29%
肌肉胖
3%

取自古屋學院

在個人電腦、文字處理機全盛的現在，許多人為ＮＳ磁氣平衡失調所苦。

最近又公佈一項驚人消息，接觸電腦等ＯＡ機器的女性，三分之一有流產、妊娠中毒等異常現象出現。而且操作時間愈長，症狀愈嚴重。女性比男性的眼睛疲勞、緊張強烈，這應該是女性操作時間長所致。

此外，這些工作場合中的單身女性，多半訴說四肢冰冷，生理不順。而這些女性的共通點還有下半身及臉卻異常腫脹，只有腰或大腿特別胖，很難挑到合適裙子。

在這樣一個時代裡，只有自己可以照顧自己的身體了。

我的美容沙龍裡，最近出現全身瘦身的驚人例子。

二十歲正值荳蔻年華的女性，肌膚卻有老化現象，臀部、大腿、手臂等都出現角化現象。這是因為腸內維他命Ｂ合成不佳所致。

坦白說，水胖嫩雞型的女性占壓倒性多數，肌肉鬆弛、缺乏彈性，就這樣一直胖下去。

但請不要死心，即使是這類型人，只要在二個神奇區實施ＮＳ磁氣平衡法，就可喚回青春。一開始會發現「身體暖和」，到了第三次，就會驚覺全身舒暢。

請各位熟讀本書，每日確實實行，相信一定可以早日達到效果。

小孩子也快速得病

小兒慢性特定疾病治療研究事業的對象疾病及給付人數

實際人數（人）

區分	1987年	1988年	1989年
惡性新生物	18,513	19,856	20,751
慢性腎臟病	10,632	9,912	9,641
氣喘	10,869	12,783	12,694
慢性心臟病	8,256	8,362	8,695
內分泌疾病	18,154	20,662	23,374
膠原病	4,613	4,003	3,747
糖尿病	5,160	5,474	5,542
先天性代謝異常	6,220	6,588	6,672
血友病等血液疾病	6,452	8,198	10,032
神經、肌肉疾病	—	—	—
計	88,869	95,838	101,148

（註）本事業原則上以未滿18歲的兒童，有必要住院治療者為對象。

資料：厚生省兒童家庭局調查　　　取自「厚生白書1991」

電磁波對身體造成的影響

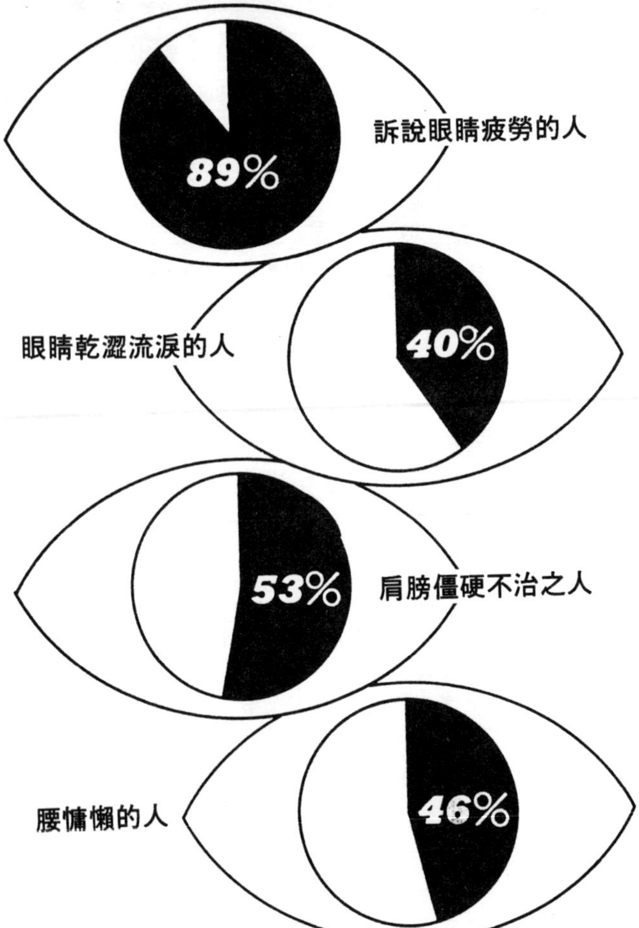
89%
訴說眼睛疲勞的人
眼睛乾澀流淚的人
40%
53%
肩膀僵硬不治之人
腰慵懶的人
46%

取自朝日新聞「生活科學」
以437位勞動者、122位鍵盤操作者為對象的問卷調查

第二章　保持人體磁氣（N極、S極）平衡，不論怎麼吃喝都不會胖

——肥胖者的NS平衡一定失調

1 體內磁氣混亂會突然發胖

先了解肥胖原因

家庭、學校、公司，以及汽車、火車、電車等，在我們生活環境中，要找出不利用磁石的東西反而很難。此處列舉利用磁石之物。

- 電子鐘（心臟部分為磁石製特殊馬達）。
- 電動刮鬍刀（磁石馬達）。
- 摺襉式窗簾。
- 冰箱（門內側內壁用橡膠磁石）。
- 微波爐（為了發出短波長電波，有用磁控管，此部分用磁石）。
- 冷氣。

- 咖啡壺。
- 吹風機。
- 火爐。
- 照像機。
- 音響。
- 日光燈。
- 電視。
- 錄放影機。
- 榨汁機。
- 烘乾機。
- 汽車馬達。
- 電鍋。
- 汽車燈（磁石發電機）。
- 耳機（磁石）。

・電子錶（磁石馬達）

・ＯＡ機器（電話、電腦、傳真機、文字處理機）

使用磁石的物品相當多。

我想到使用線圈與磁石的理科實驗。

在線圈（coil）中插入磁石再拔出來，線圈中就有電流流通。這是一八三一年英國法拉弟發現的「電磁誘導」理論，是發現電基本的大發明。磁石動則電流流通，以電磁石取代磁石也一樣。

那麼，磁氣與電氣又有什麼不同呢？磁氣分為Ｎ與Ｓ，電氣（正確說法應該是靜電氣）則在正與負之間。吸引及反彈力一樣，兩者均對體內ＮＳ磁氣平衡造成極大影響。

最大的不同在於，磁氣場合Ｎ極與Ｓ極必定成雙存在，電氣的正負則各別存在。

此外，侵犯身體ＮＳ磁氣平衡，最初列舉的是「有害電磁波」。這是指電波與磁波在周期變化中所出現的波動。

接下來也要擔心靜電氣。

在家裡或辦公室，當你用手接觸門把的瞬間，是不是有好像被電到的經驗？這些人多半是有下半身浮腫或四肢冰冷煩惱的人。

「下半身肥胖。」

「腰部肥胖。」

「臉部浮腫。」

這些元兇不僅有害電磁波而已，還有更接近身體的人造絲、聚脂纖維等化纖內衣褲或洋裝產生的靜電。

尤其要注意褲襪。前面提過這容易造成腳冰冷，也容易引起浮腫。

這裡有份有趣的實驗資料。穿玻璃褲襪會使膝蓋產生三百伏特、臀部產生三千伏特的靜電。如果再加上化纖胸罩、襯裙，則全身便會產生三萬伏特以上的靜電。

這些貼身之物竟是「冰冷」、「肥胖」的元兇，著實令人吃驚。

此外，靜電還會破壞體內維他命，促進體內鈣質的排泄。

不知是否因為這個原因，原來屬於老人病的骨質疏鬆症，現在二十多歲女性，每五人就有一人罹患。

手稍微動一下就骨折、帶子綁緊一點肋骨就裂傷，這些現象不能只以鈣質不足解釋。

那麽，你該怎麽辦呢？想瘦身就選擇綿、痲內衣，不要穿化纖製品。捨絲襪而穿綿襪。

但上班族恐怕沒辦法這麽做，這時請在自家環境下工夫，採用木質地板，或榻榻米、綿、痲等大自然素材很重要。

另外，一天在二個神奇區實施NS磁氣平衡法十分鐘，調整身體的混亂。

前幾天我有機會參觀內衣製造研究機構，很高興已有人注意到靜電問題，開發出對身體完全安全的製品。企業站在女性立場的姿態，對我們而言真是一大福音。

現代女性身高加長，如果運用NS磁氣平衡法調整後，又可擁有古代女性的柔細肌膚之美，相信成為動人美女的理想必定實現。

肥胖的人總令人退縮。

「高是高，就是太胖了。」

因為「胖」而無法享受人生，不是太悲慘了嗎？利用人體二個神秘區，盡快改變人生色彩吧！

飾品配帶有問題

- 不吃也會胖
- 運動了身體還是鬆弛
- 多吃蔬菜還是便秘，手腳也一樣冰冷浮腫
- 刻意攝取均衡飲食，但還是一樣生理不順，而且體重一直增加

這些類型的人，請先看看生活環境中，你與貴金屬交往的方式。

是不是身上配戴很多貴金屬？眼鏡、耳環、手鍊、項鍊、假牙、別針、吊飾、戒指、腳鐲、髮飾、腰帶、釦子等等。

如果配戴得宜，有益身體水分代謝。

請各位想想人的ＮＳ磁氣平衡圖。

一言以蔽之是貴金屬，但也有分磁石力強與弱。根據大村惠昭所著「戒指實驗」記載，鑽石戒指分類屬Ｎ極，所以應該配載在右手。紅寶石戒指為Ｓ極，應該配載在左手側。如果

是別針的話，就此分類別在身體的右側或左側。

金子的場合，純度愈高威力愈高，金是Ｎ極應載在右手，銀則載在左手。

室內裝飾呢？

裝飾品的場合，以自己面向位置，多使用金者在正面的右側，多使用銀者在左側。

純金佛像呢？

佛室設在房屋的西面至南面，盡量往面向的右側移動。

神壇設在房屋的南面至東面。

僅守此分類，即可得到最大的威力，永遠保持最佳狀態。

此外，將鑽石鑲在牙齒上的人如何呢？

沒問題，只要一天進行十分鐘ＮＳ磁平衡法，不順立即矯正。

接下來看看牙齒、眼鏡框、耳針等與臉、頭有關係的貴金屬。

首先請看九十八頁臉的四個ＮＳ平衡圖。大體而言，身體的右側是Ｎ極、左側是Ｓ極，只有臉不一樣，ＮＳ平衡複雜一點。所以雖然只有一次耳環（耳針），但卻不是那麼單純。

四種型當中，型Ⓐ、Ⓑ是東方醫學中所謂的「分類為健康狀態」、型Ⓒ、Ⓓ是「疲勞的

磁氣平衡正常房間的配置

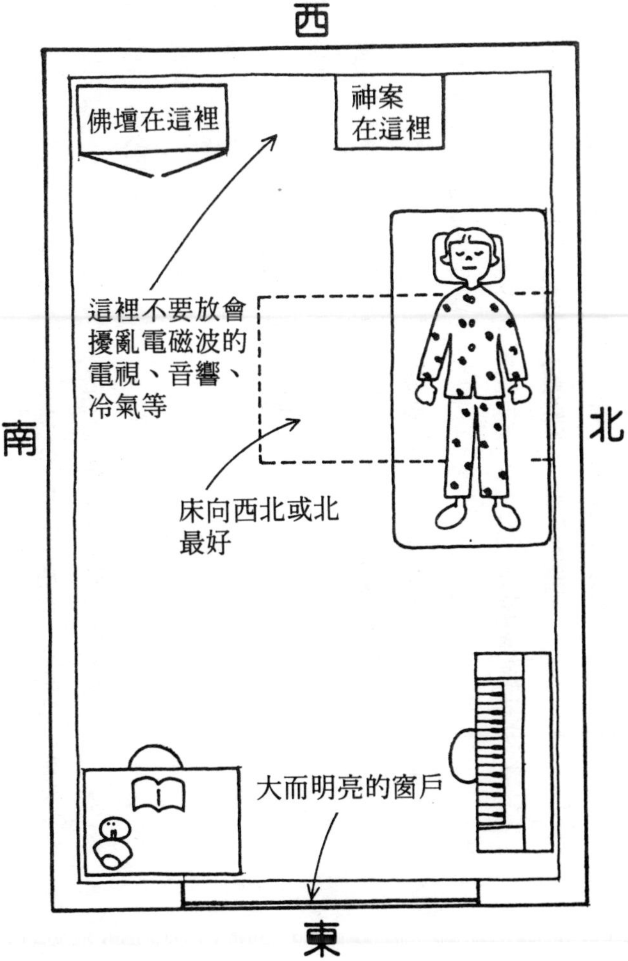
西
佛壇在這裡
神案
在這裡
這裡不要放會
擾亂電磁波的
電視、音響、
冷氣等
南
北
床向西北或北
最好
大而明亮的窗戶
東

不健康狀態」。

像型Ⓒ、型Ⓓ般，臉的右側與左側是N極與N極、S極與S極的話，會發生什麼麻煩呢？嚴重四肢冰冷或異常肥胖、皮膚癌等癌症或嚴重精神病患，多為這種「SS」、「NN」型臉。NS磁氣平衡真的很重要。

只有臉部最好是一一見面諮詢。

・戴上眼鏡後，肩部就酸痛。

・戴上穿孔耳環後，手腳冰冷、腳部浮腫。

・牙齒中鑲金、銀則體重增加。

這些人請盡早調整磁氣平衡，這樣即可消除貴金屬造成的傷害。

矯正眼鏡後，可防止眼睛疲勞，以長遠觀點而言，又有防止老化的效果。

牙齒方面，利用金銀治療也合理。

為了使自己更舒適，修整二個神奇區域很重要。以下彙整讓各位更清楚。

鑽石、金戴在身體的右側，紅寶石或銀戴在身體的左側。

這樣能促進血液循環，不僅令人感覺舒服，也會使你顯出自然美。

改變飲水就可以減肥

到美容教室的學生限於關東地區，通信教育學生則遍及全日本。

通勤學生當中也有搬家後住在神戶、九州、北海道等地區者，他們到了新地方後會來信談論近況，讓我非常高興。在短短數十載人生當中，有緣相識，這些朋友對我來說相當重要。

我曾接到很有意思的信件。

「我到美國之後，氣喘和膝蓋疼痛都治好了……」

這位學生並沒有特別提及「瘦身」。但搬到神戶的學生就不同了，她沒有改變飲食，但卻瘦了三公斤，令人感到不可思議。

這是「水」的恩賜。將髮夾、鐵釘放入東京自來水中，不到一星期，水就變成混濁的茶色。然而使用六甲山湧出的「水」。即使一年也不會起變化。因為六甲山的「水」磁氣度大。

磁氣度大的「活水」，分子整齊，密度高，因此往小碟子內注水，水會往上浮起像一個硬幣般，表面張力也強。東京的自來水就沒辦法了。

搬到神戶的學生，因為飲用磁氣度強的「艮水」，使體內NS磁氣平衡整齊。結果水分代謝均衡，血液及淋巴液流暢，逐漸就瘦下來了。這就和生理期後體重復原的原理相同。

難道只有六甲的水磁氣度強嗎？

其實東京也有很多「艮水」，不過，不是自來水，而是井水、泉水。結婚廣場「椿山莊」的井水，「江戶古香井的銘水，NO1」。北區岩淵的「小山酒造」自然湧出泉水。文京區本鄉的「樋口一葉的井水」。明治神宮的「清正之井」。

這些場所。另外，出產日本酒特別有名的地方，也有很多井水、泉水等名水。鈣與鎂合計量硬度適中的磁氣度高的水，味道甘甜。和一般甜果汁不同，喝再多也不膩，這是因含有適度碳酸所致。

可以說是現代貴重品的井水，最好詳細檢查後再使用。可以放入鐵釘試試其磁氣度，也應該定期檢查有無病原菌或農藥。

在日本，從供給用水的上水道，至排出使用過水的下水道，設備很舊是事實，因此，即使是最好的天然磁氣良水，也可能受到污染。

而無味、無色、無臭的化學實驗室使用之「蒸餾水」又如何呢？只要喝半公升就會引起頭痛、嘔吐，必須特別注意。這是因為積存在人體體液、血液中的成分濃度與純水不同所致，因此使得身體狀況（細胞的浸透壓）產生混亂。

自己製造瘦身「磁氣水」的方法

許多資料教我「最佳的方法」。

在二個神奇區域調整ＮＳ磁氣平衡，以及飲用磁氣度大的良質「磁氣水」。

每天早晨起床，立刻喝一杯「磁氣水」。從生物時鐘來看，三小時後胃的覺醒最快，因此，昨天因ＮＳ磁氣不平衡所造成的疲勞，這時候除去。

容易下痢或便秘的人，可以溫熱後再慢慢飲下。

我每天早晨都喝一杯含有均衡「伯方鹽」的冷磁氣水，對於預防便秘很有效果。尤其出國旅行時，因環境變化容易便秘，這比軟便藥還有效。

喝利尿效果叵好的薏米茶時，也要講究「水」。我用「磁氣水」泡遠紅外線焙煎的薏仁茶。不管是多麼具有健康效果的薏米茶，如果用磁氣度少的水沖泡，就不會好喝，而且會使難得的營養成分產生變化。

「水」真的很重要。

自己也可以製造「磁氣水」。首先將一鍋自來水放一晚上，夏天最好放入冰箱。一杯水（二〇〇cc）請放入磁氣片小磁石一個（一二〇〇～一四〇〇高斯）。使用U字型石的場合，請煮沸消毒後再放入。攪拌五十下左右，等「水」靜止後取出磁石。也可以使用市售品，在健康食品專賣店，有許多種礦物質成分強的磁鐵礦石，請使用磁力強者。

有位學生問我以下問題。

「聽說自來水中含有致癌物質總三鹵甲烷，我以微火煮沸二十分鐘消除致癌物質後，再製造磁氣水，這個方法好嗎？」

很可惜，自來水中含有致癌物質總三鹵甲烷，非得煮沸二十分鐘以上才會蒸發。我建議你將自製的磁氣水與市售礦泉水合用。

簡單製造磁氣水

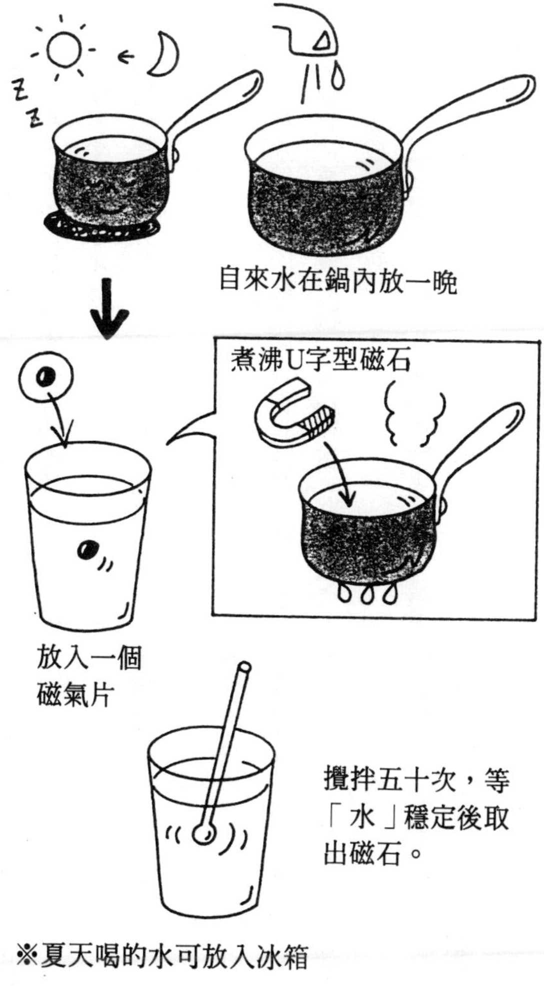
自來水在鍋內放一晚
煮沸U字型磁石
放入一個
磁氣片
攪拌五十次，等
「水」穩定後取
出磁石。

※夏天喝的水可放入冰箱

沸騰的水是不含總三鹵甲烷的「無氧水」。不但金魚在這種水中會死亡，以此水澆植物也會使植物枯死。人和魚及植物的構造不同，所以不可一概而論。但在忙碌的現代，活用磁氣度強的方便礦泉水，才真正是「健康瘦身的要訣」。

那麼，一天喝多少磁氣水才好呢？

人一天從食物中攝取水分二·五公升左右，而從尿、汗、便排出的水分也大約二·五公升。但維持生命只靠這些絕對不夠。

因此，一天有一八〇公升的水經由腎臟再合成，在體內循環六次。

便秘會使體內污水增加，因此造成腎臟過濾的負荷。忍便會使糞便往大腸內後退，使應該排出的污水被吸收，造成血液污穢，帶給腎臟、肝臟很大的緊張感。另外，忍便也會使臭氣溶解在血液內，造成身體的負擔。

考慮到此現象，以及體內殘留農藥、添加物等毒素，每天必須飲一公升左右的磁氣水，或用磁氣水泡薏米茶喝。這一公升的磁氣水不僅能消除肥胖，還能幫助肝、腎等身體重要部位功用，防止老化。

市售礦泉水有許多種，像維特正好是一公升瓶，又是磁氣度強的良質礦泉水，不用放入

致癌物質總三鹵甲烷，各地域的濃度

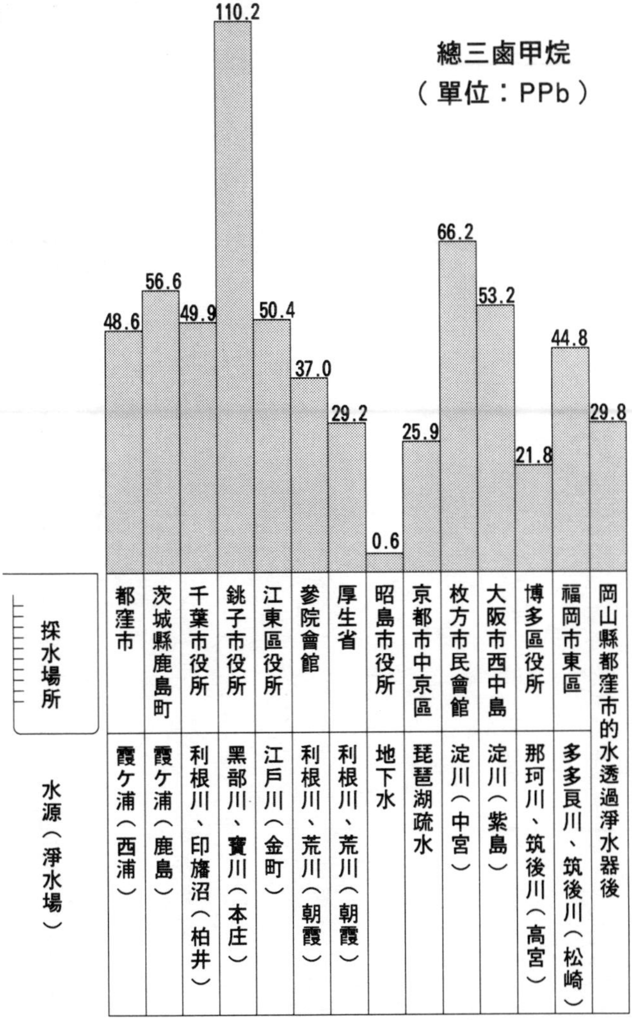

參照學習研究社『現在的「水」很危險』

磁石即可飲用，非常方便。

希望你將磁氣水「咻——咻——」噴在臉上試試看，妝不容易卸，而且還有滋潤感的才是新鮮品。雖與「瘦身」無關，但希望你試試看。

2 想瘦先從新陳代謝思考起

磁氣有什麼作用

請看岩田理論之Ｎ極、Ｓ極分佈圖。日本人體質之九四・一％屬於型Ⅰ與型Ⅱ。不論哪一型，右手小指側均為Ｎ極、左腳掌心側為Ｓ極，在此場所適度接觸ＮＳ磁氣很有效。看美國亞歐博士的圖，也會發現與岩田理論的區別方式雖然不同，但ＮＳ極位置一致。因此，幾乎所有日本人，給予此ＮＳ區適度的磁氣，就可使混亂的時鐘恢復正常步調，磁氣平衡後，身體狀況便好轉。

在岩田醫生的診療室中，每天都有許多人嘗試ＮＳ磁氣平衡療法的特殊療效，結果ＮＳ磁氣平衡療法的確對腰痛、頸肩痛等急性疼痛非常有效。即使痛得不能步行的人，只要在二個神奇區進行治療，當場就可消除疼痛而步行。

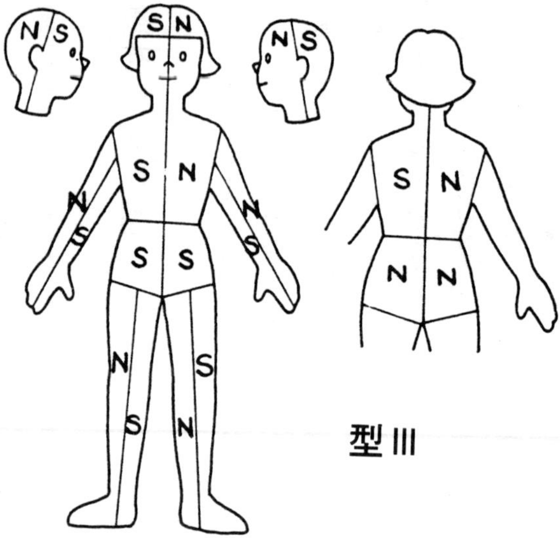

型III

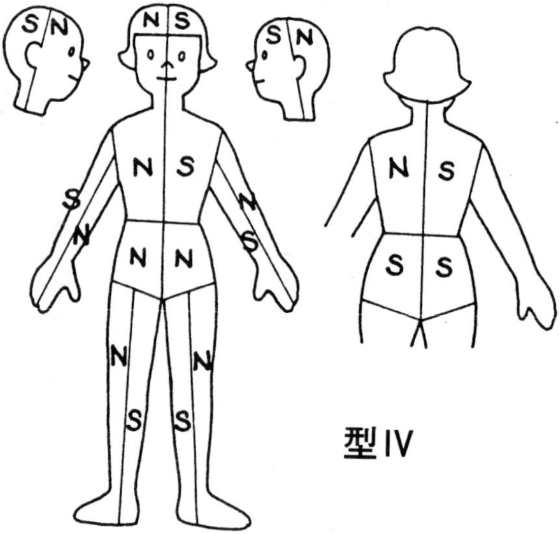

型IV

體內NS磁氣平衡——四型
（依岩田理論）

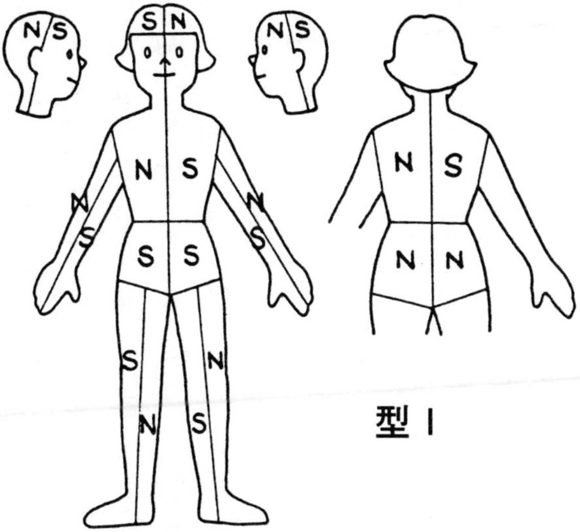

型 I

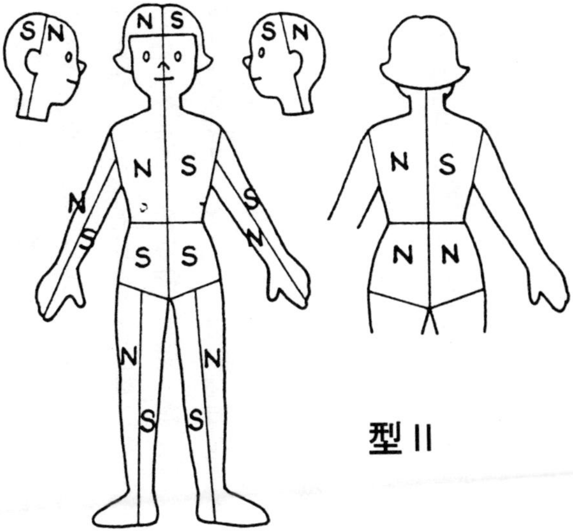

型 II

這就和「瞬間」一詞一樣。

想想小時候做過的物理實驗，被磁石吸附的釘子、髮夾，都陸續磁化為磁石，因它們被磁石的磁極放出之肉眼看不見的力量磁化了。這種肉眼看不見的力量就是「磁力線」。

我們試著用肉眼看看磁力線。在圖畫紙上撒一些鐵砂，並以磁石棒逐漸靠近圖畫紙。這時，鐵砂會一一被磁化，為了成為磁石，會從一方的極往另一方的極連接，形成一條線形。

磁石以Ｎ為頭、Ｓ為尾，鐵砂的小磁石首先是磁石的Ｎ極吸附尾巴。接著頭部有接下來小磁石尾巴吸附，陸續繪出的磁力線是從Ｎ極至Ｓ極。

說到磁力線，一般人會聯想是一條線，其實有些不同但相對於從太陽發出的光線，是從光源放射，磁力線則是再回到原來場所。

磁力線和水一樣，從Ｎ極湧出後再被Ｓ極吸入。

每當想到人體的二個神奇區時，我腦海中總會浮現鳴門的淡潮。這二個神奇區真是Ｎ極Ｓ極最重要的部分，兩者共通具有無比的威力。

這種威力首度被應用在「美容」上，能使身心得到放鬆，在愉快中減肥。而且可自由自在地隨心所欲瘦腳、瘦腰等，而不是只變為瘦身體質而已。對於因緊張、ＯＡ機器而疲累的

亞歐博士發表人體的極性

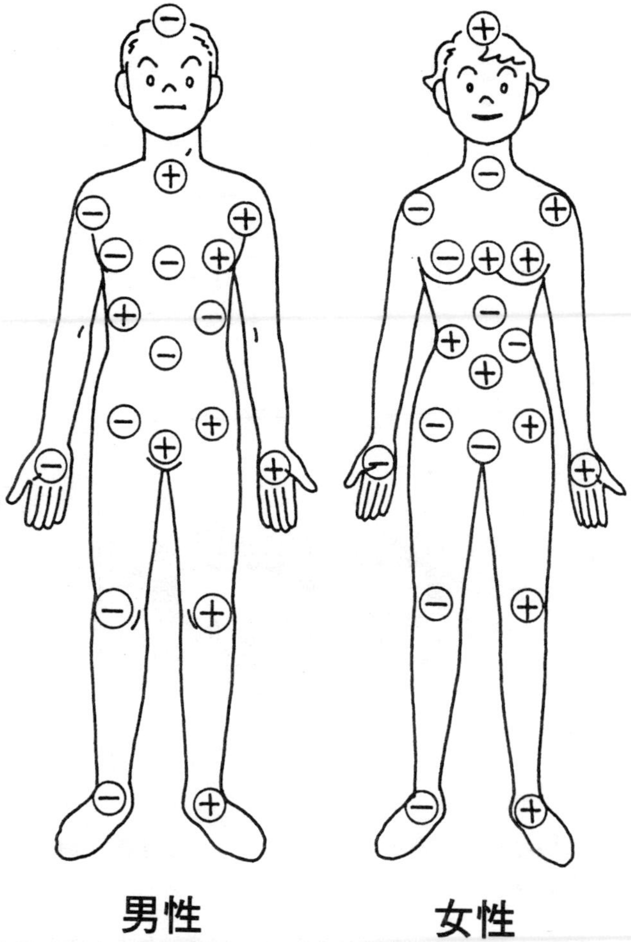

先知道磁力的流向

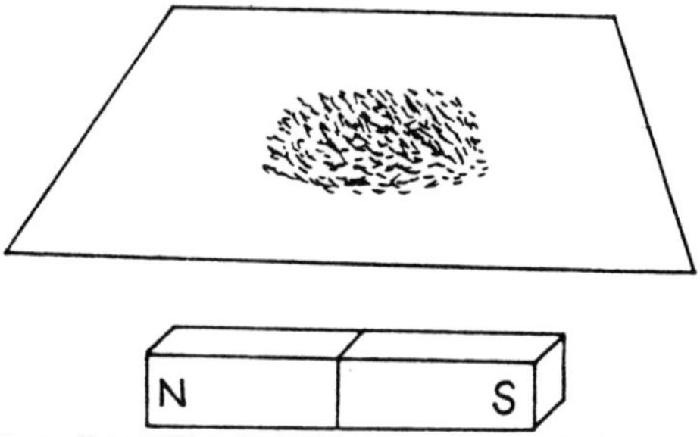

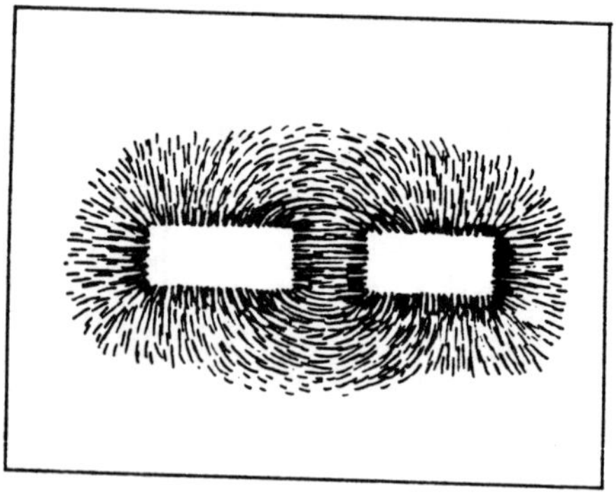

在撒滿鐵砂的圖畫紙下放磁石棒，輕敲紙邊緣，會呈現磁力線。

現代女性，其四肢冰冷、肩膀僵硬、腰痛、生理不順等毛病更能一掃而光，再也沒有比這更方便的「減肥法」了。

人體大致而言有三六五個穴道，但NS磁氣法只利用其中二個區，即可在瞬間使體質改變。包含我在內，想減肥的朋友很多，可是麻煩的方法又不適用。現在已經沒問題了，每天可以看體重計微笑。

岩田博士首度證明健康與磁氣的關係

請再一次依岩田理論，看看從磁氣平衡觀點看體質分類。

依醫生所言，日本人的體質分為四類，九四・一％的人屬於第Ⅰ、Ⅱ類，其餘的五・九％屬於第Ⅲ、Ⅳ類。難道沒有其他體質了嗎？常聽說特異體質這個名詞，此場合如何？

即使乍看之下好像不屬於任何一型，但站在治療恢復健康的時點上，必定屬於四類型之一。

造訪岩田醫師針灸治療室者，許多是醫師、電腦界、財政界的朋友。這些朋友多半整天被OA機器包圍，精神上刺激很重。

在治療室中，首先躺下。接著在右手小指側、左腳掌心側放幾個裝有好多東西的袋子。很奇妙地一股暖流出現，不久就睡著了。這個袋子應該就是治療用的強力NS磁氣罐。

並不用處方箋，但我一直想將此術活用在古屋美容沙龍中的學生身上。當然我和岩田醫師商談過，這也是因十幾、二十幾歲的女性訴說各種身體不適之故。

年輕女性朋友們怎麼樣？肩膀僵硬、腰痛、下半身冰冷、麻痺、浮腫、容易疲倦、早起床仍感覺疲勞未消除等等。

想想看，現代人從小時候開始就一直坐著讀書、考試，長大就業後又一直坐在機器前工作，這樣當然造成腰部及下半身的負擔。

相對於站立時及睡眠時，坐在椅子上的時候，第三、四腰椎附近承受體重的雙倍負荷。體重五十公斤的人，坐著時承受一〇〇公斤的負荷。

希望「瘦一點」的年輕女性，訴說這裡痛、那裡痛、疲倦如重病的人，多半是坐著時間多，明顯運動不足的人。

但自從了解岩田理論之後，我確信現代女性胖瘦是因為體內磁氣平衡所造成。

岩田理論本來是為了治療用，尤其是處理急性疼痛。不論頸、肩、腰等身體違和造成的疼痛，只要一瞬間就可使疼痛消除。

在二個神奇區進行磁氣片治療，僵硬的脖子已經能夠轉動，腰痛的人也是一樣。重病者經治療後，回家時已經能夠步行。

利用這二個神奇區減肥，已經不是夢想了。與其說是「美容」，倒不如說是屬於「解除痛苦療法」的分野。

其效果就像突飛猛進般驚人。

我從岩田醫師處得到磁氣片，因為本身沒有肩膀僵硬、腰部酸痛的毛病，所以我分給五～六位學生。這五～六位學生為了健康必須減肥十公斤～二十公斤，而且平日即訴說肩痛、腰痛。

三天後，我在沙龍中聽見他們的精彩敍述：

「老師，二個神奇區實在太神奇了，我們雖然知道自己必須控制，但沒辦法，吃完義大利晚餐後又去喝酒，沒想到大家都瘦了一公斤。」

從此以後，在岩田醫師的監督下，建議學生們進行磁氣平衡法。這二個神奇區對於治療身體不適及減肥有驚人的效果。

尤其適合以前試過各種減肥法均告無效，或生活不規律、減肥沒恆心的人。

只要在自己家裡，將磁氣片放在神奇區十分鐘就可以了。簡單吧！

首先會感到全身「暖和」，從第三天起，一公斤、二公斤地逐漸減輕體重。瘦下來的肌膚不但沒有皺紋，還充滿彈性。

在二個神奇區之間，磁力線像水一樣從N極湧出，然後被S極吸入。我們身體中堆積的NS磁氣平衡失調狀況，立刻被調整過來。

但務必遵守時間，岩田醫師提出一次不可以超過十分鐘的臨床資料，超過十分鐘反而感覺倦怠。我也嘗試過三十～四十分鐘，結果只是一直睡覺，身體的倦怠感無法消除，而且感到有點頭痛。岩田醫師表示，這是過度刺激所致，還是以十分鐘為益。

完全不必擔心副作用。但和自行按摩一樣，這種與血液循環有關的方法，必須遵守適當的時間。

提到按摩，這裡也稍微說明一下。自己用手按摩，往往容易過度摩擦。例如在臉頰搓三十分、四十分，結果如何？微血管會破裂，就像青花菜一樣，不但不美反而變醜了。因此我

減肥重點的二個神奇區

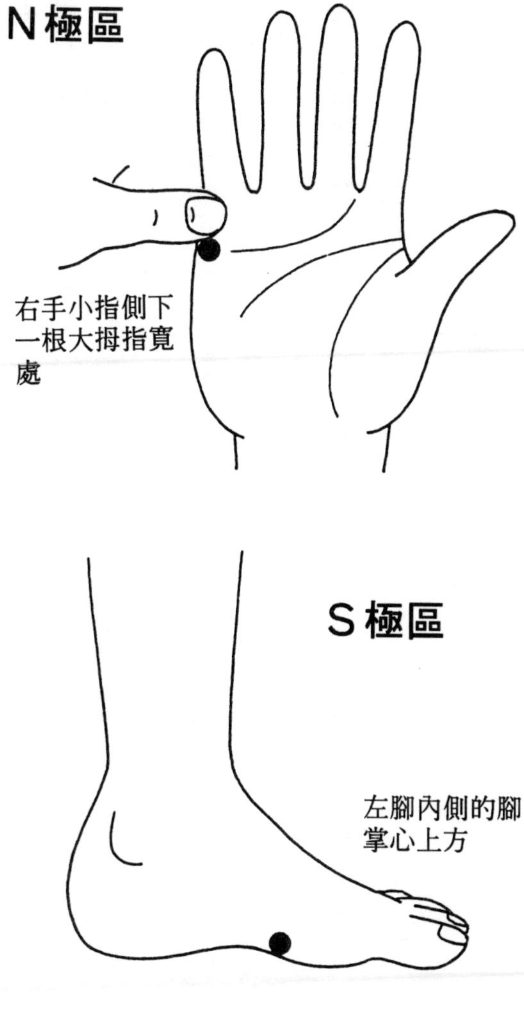
N極區
右手小指側下
一根大拇指寬
處
S極區
左腳內側的腳
掌心上方

指導學生，一個位置三分鐘就可以了，藥也是一樣，雖然有益健康，但必須適量。請牢記「過猶不及」一詞。

為什麼利用二個神奇區就可以減肥呢？

現代女性「水胖」傾向甚於「脂肪胖」，NS磁氣平衡法能使「水胖」提早達成減肥目的。

那麼，為什麼「水胖」體質的女性激增呢？外食過多製成飲食不均衡、運動不足、睡眠時間不規則、噪音、人際關係導致神經緊張等等，原因千百種，但都比不上NS磁氣平衡的混亂。

NS磁氣不平衡造成的「水胖」、「手腳冰冷」症狀，經由二個神奇區調整過來後，一定會將多餘的體重也一併消除。

只利用二個神奇區就可減肥

身體的N極、S極平衡圖合理整然地排列，是一張美麗的圖。

關於身體，西方醫學及東方醫學有各種分類法，愈深入愈發覺其世界高深莫測。以地球為一個巨大的磁石，有學說認為宇宙以不計其數的規模在繼續成長著。而身體的細胞構造中，因未知之事多，所以可比喻為小宇宙。

依岩田醫師們經年累月的臨床資料，發現湧出強力威力的神奇區域，而體內NS磁氣平衡可以在一瞬間調整完成。

醫師的場合著重治療，所以調整二個神奇區的體內磁氣平衡後，再加上針灸或其他治療。

但若以「減肥」為目的，只要二個神奇區效果就夠了。一提到這二個神奇區，我就想到鳴門的淡潮，充滿不可思議的威力。

從物理學來看，人體磁力線的射出方法非常複雜，但結論就是像水一樣，從N極湧出，被S極吸收。

二個神奇區的磁氣愈強，效果愈早出現。具體而言，如果能使用數個磁氣數之物最好。經由長年臨床資料指出，人體適用如下之物，磁鐵礦石、市售磁片一二〇〇～一四〇〇高斯之物。

最近與健康有關的雜誌經常提到此，其中就有「十一元療法」。這是利用十二條主要經路以外的穴道線，亦即奇經，使用十元及一元硬幣。方法很好，但必須在數個位置實施。我所說的NS磁氣平衡法，只要磁氣片放在二個神奇區即可，方法比較簡便。由於能期得完全效果，所以任何人均適用。

這個方法也很經濟，以前肩痛、腰痛一次要使用七、八個磁氣片，現在二個就OK了。

NS磁氣平衡法只要在二個神奇區貼二個磁氣片，請盡早嘗試享受成果。體內不適消除後，身材也變得均勻。

另外也可利用磁氣片以外的東西，當然像十元、一元硬幣也可以，容後敍述。

3 二個神奇區徹底活用法

達到快速效果的磁氣道具使用法

現在進入具體方法介紹，你可以用身邊道具調整磁氣平衡。首先請記住，NS磁氣平衡為右側N極、左側S極。然後再牢記位於右手小指側的神奇區（N極區），以及左腳掌心的神奇區（S極區）位置。請各位詳細看六十九頁圖。

因為稱為區，所以位置稍微有點偏差也沒關係，一樣具有神奇威力。只要在神奇區放置磁氣片或代用品十分鐘即可。

「這個位置對嗎？……」

像這樣神經質會使交感神經高漲、阻礙血液循環，達到反效果。最好在輕鬆愉快的氣氛下進行。

還得注意避免太熱、太冷的房間，因為太熱會流汗，太冷會發抖。體溫由自律神經調整，但在使自律神經呈緊張狀態的場所，不宜進行ＮＳ磁氣平衡調整。

室溫在十度以下就用暖氣、二十五～二十六度以上就用冷氣，最好保持室內溫度十八度～二十度。不冷不熱，使身體自然放鬆最好。ＮＳ磁氣平衡失調，雖然臉部溫熱，但可能手腳冰冷，這時將室溫調到二十度以上也沒關係。

若能與放鬆心情的音樂療法併用最佳。

室內環境完備之後，以下介紹在神奇區產生作用的道具。請記住Ｎ極與Ｓ極的位置。

身體右側是Ｎ極、左側是Ｓ極。將道具放在神奇區十分鐘。

市售一二〇〇～一四〇〇高斯的磁氣片就這麼放置時在Ｎ極。
小磁石翻過來放時在Ｓ極。

十元硬幣在Ｎ極區。
一元硬幣在Ｓ極區。

金（24Ｋ）幣在Ｎ極。
銀幣在Ｓ極。

1天10分鐘，在睡眠前進行的NS磁氣平衡法

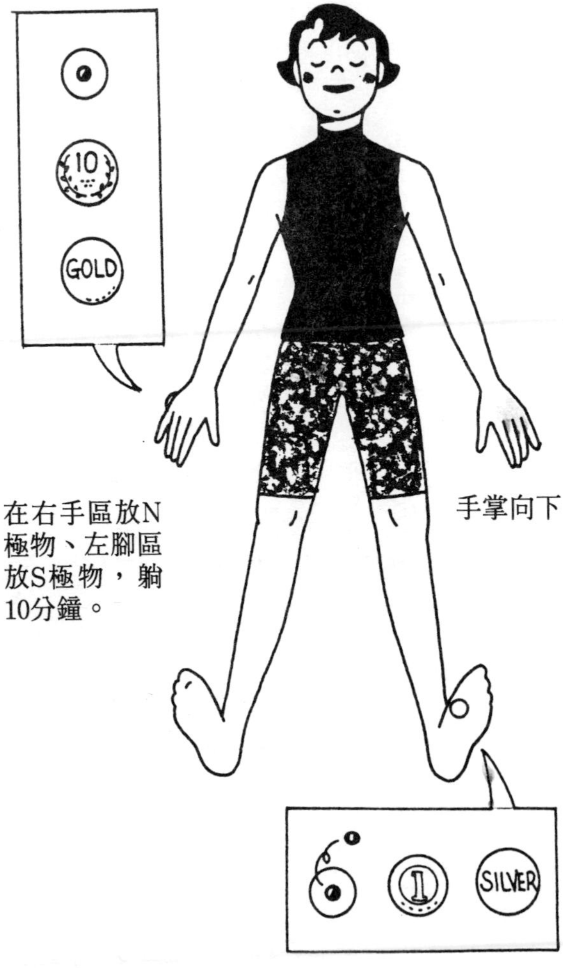
10
GOLD
在右手區放N極物、左腳區放S極物，躺10分鐘。
手掌向下
1
SILVER

以膠帶貼住，放鬆躺十分鐘。雙腳張開與肩同寬，雙手也自然張開。

至於威力強弱如何呢？

磁氣片請使用一二〇〇～一四〇〇高斯之物，十元硬幣或一元硬幣就這麼使用。但經多人接觸過的硬幣，最好先用肥皂水洗過後煮沸消毒再用，處理過的硬幣金屬威力不變。使用金銀時，必須使用純金、純銀，純度愈高威力愈大。

自然界的磁鐵礦石，會吸附髮夾或鐵釘。鐵分吸附愈多，磁力威力愈大。但並不是就這麼貼在二個神奇區即可。這時應做綿袋或痲袋，依大小放入五～十個磁鐵礦石後放在各神奇區。請避免人造絲、聚酯纖維等容易產生靜電的化學纖維。

自然界中的岩石，並沒有高斯數表示，所以很難知道威力的強弱。請參考以下標準：

腳部，以腳掌心為中心，能夠覆蓋腳趾甲二分之一左右的袋子大小為理想。

手部，以小指側為中心，能夠覆蓋手指甲二分之一左右的袋子大小為理想。

鑲有小鑽石或紅寶石的貴金屬如何？

{鑽石戒指在N極。
{紅寶石戒指在S指。

此時與磁氣片不同，由於威力弱，所以必須貼十分鐘以上，即使一直持續，同極側的磁氣平衡也不會崩壞。

舉例而言，右手戴金（24K）戒指或手鍊，左腳戴銀腳鍊，不但看起來很漂亮，而且可以變成不容易發胖的體質。雖然有點貴，還是值得……。

紅寶石、鑽石等寶石或飾品具有強大的磁力，但至今仍難測其威力大小程度，所以不要當成道具，可以用來當做防止水胖的裝飾品，戴在身體右側或左側。

這時不要減肥

居住在地球這個巨大磁石中的人類，乍看之下一直進行相同動作。

事實上，在晝夜二種自律神經的支配下，體溫、血壓、呼吸、脈搏、血糖量、血紅蛋白、氨基酸等的量會出現變化。

在交感神經的支配下，白天為了能立刻活動，身體呈緊張狀態，血管也收縮。

相對於此，在副交感神經支配下的夜裡，身體慢慢放鬆，血管擴張、血流順暢、體溫上升。

忙碌的現代人，「夜貓子型」增加，不少人過著不分白晝、黑夜的不規則生活，二十四小時商店即使到深夜也像白天一樣熱鬧。

但有這麼一則小故事，將雞飼養在二十四小時開燈的屋內，牠會生下許多蛋，可是生命卻縮短許多，這代表什麼意義？違反規律的生活會導致荷爾蒙分泌異常，對身體產生不良影響。

建議各位在這二個神奇區進行治療的時間，是身體最放鬆的起床時間，或就寢前一刻。因為這時血管最擴張，調整NS磁氣平衡最有效。

只不過早晨起床往往容易慌張地打點東打點西，所以還是以就寢前十分鐘最佳。剛進入睡眠狀態時進行，血管最擴張，效果最好。

有時晝夜顛倒生活不規則的人，不限於夜裡，白天睡前進行就OK了。

附帶一提，在白天，N極的右半部體溫升高〇・一度，夜間S極的左半部高〇・一度。

想想看感冒發燒時的情形。一天當中有最高燒的時刻，多半是早晨特別低，傍晚開始升高。

生存在地球這個巨大磁石上的我們，接受引力、太陽、宇宙線等大作用，荷爾蒙分泌量、心臟跳動、脈搏等以日為周期的規律正是其表現。

孕婦據說也在漲潮時最容易出現產兆，這是身體本來具有的律動＝生物時鐘所造成。施行剖腹產的時間如果正值漲潮，出血量也會比較多，反之，退潮時間出血量少。痲醉的施行方式也是早晚有別。

從這層面而言，美國醫學界開始考慮到人類固有的律動。

那麼，因為工作關係，使生活規律違反生物時鐘的人怎麼辦呢？護士、空中小姐、執刀醫生等即是，這時，自己努力照顧自己很重要。

在不規則的生活中，NS磁氣平衡必定混亂。這時候請先入浴，之後在二個神奇區修復NS磁平衡後再上床。因為夜間工作後才發胖或身體不好的人，只要恢復NS磁氣平衡就沒問題了。

注意高脂肪、高熱量食品的攝取、維持均衡飲食、愉快地活動身體，就可一舉達到姿態與健康美的目的。

磁氣威力與生理、生物時鐘的因果關係

岩田先生表示，發燒時不宜進行針灸治療及NS磁氣平衡修復工作。發燒時，NS磁氣平衡也混亂了，身體因為與濾過性病毒等病原菌抗戰，已經非常疲累，這時候充分睡眠最重要。

有感冒跡象而沒有發燒時，最好趕快實施NS磁氣平衡法，容易浮腫的生理期，也特別建議進行修復。懷孕中的婦女，在和醫生商量確實沒有出血或其他異狀後再實施。懷孕婦女進行NS磁氣平衡修復，不但可使小腿浮腫消失，心情也會舒暢。

生理不順是因為女性荷爾蒙分泌不佳，和生理期一樣出現水胖狀態。這類型女性調整NS磁氣平衡後，首先生理會出現規則性，接著水胖體質獲得改善。建議這類型女性，在就寢前十分鐘，進行月光浴，讓身體完全放鬆後調整NS磁氣平衡。

為什麼在生理前、生理中，細胞之間的水分容易堆積而使體重增加呢？

原因無法一一列舉，因為尚存有不可解的分野。但可以確定的是，荷爾蒙周期是因為電

解質排泄量及速度的作用，對內臟、肌肉等身體一切造成影響。

鈉離子的排泄在月經前減少，幫助糖代謝的鈣離子的排泄反而增高，生理前及生理中想吃甜食就是這個原因。這時候請在磁氣水中加入八分之一左右的自然鹽（「伯方鹽」等），一天飲三～四次。

此外，與肌肉機能有關的鈣離子，在生理開始時，濃度急速降低，懷孕中或生理期間，腳部容易抽筋就是這個原因。

營養學者A・大衛建議多攝取維他命D或鎂，藉此消除生理前或生理中的不快感。

依岩田醫師的說法，即使平常NS磁氣平衡佳的女性，在生理前及生理中也容易產生混亂，因為身體在此期間發生大變化。

女性生理周期平均二十八～二十九日，這就以月為周期名稱的由來。

一個月約二十九・五日，這期間只有一次太陽與月亮幾乎同時刻升降。像這種太陽與月亮規則的運行，會對海產動物交配或哺乳動物體內律動造成影響。

許多海產動物是配合海潮漲落周期而群集產卵受精，太陽與月亮將地球夾在中間，並排成一直線時，因為彼此引力強，所以海潮漲落大，滿月及新月正是此時。

春天的百慕達，在滿月之夜，發光性沙蠶群集產卵，將海面裝點出明亮的光芒。另外，南加州海岸，三～八月的滿月之後，沙丁魚會隨漲潮前來產卵。

根據美國科學家Ｇ•路斯的說法，古代埃及及非洲的割禮、播種、豐作均與月的圓缺有關。

月與人類之間的神秘關係，至今仍然存在。

美國表示，不知為什麼，滿月之夜因精神病住院的患者總會增加。警察局也發表因精神異常而犯罪、放火、吵架等事故，在滿月時有增加的現象。這真是一項不可思議的資料。

生理不順的原因，精神緊張也是其中之一，但杜晃卻著眼於是光對神經內分泌系統造成的影響。

在女性周期之特定時間照光，藉著促進苛爾蒙分泌預知排卵，不知是否會對周期本身造成影響。

杜晃對十六年來有生理不順煩惱的女性進行試驗，這位女性的周期為二十三～四十八天。在此以生理開始日為周期的第一天，在第十四、十五、十六日三晚連續於腳底放射一〇〇伏特燈泡，並在睡眠中從天花板及牆壁反射光照射其臉部。

最後恢復規則的二十九日周期。

波士頓洛克婦產科，也在不孕症、生理不順的治療中，加入照明療法。仍然是以生理開始日為第一日，在第十四、十五、十六日三晚照明，得到不錯成果。

本來我們在白天太陽光、夜晚月光中生活，但現代建築物構造大幅改變，無法像從前那樣沐浴在太陽光及月光中。這樣當然造成體內NS磁氣平衡的混亂。結果導致生理不順、婦女病、「水胖」體質。

紫外線與體內維他命D合成有關，也有強化骨、齒的作用。但現代女性與紫外線相處的方式呈現兩極端，不是因讀書、工作關在室內，就是在海邊一口氣將皮膚曬得黝黑。過度暴曬於紫外線下很恐怖，這種肌膚就如同火傷狀態，不僅必須擔心黑色素沈澱的問題，現在更證實為皮膚癌的導火線。

晾曬棉被最適當的十點～二點，是紫外線波長最強時，應該避免在這時候曬太陽。十點以前及下午二點以後的光線柔和，適合享受日光。

熱心研究「生物時鐘」的美國生物學會曾發表有趣報告，讓生理周期不同的數十位女性，在月光浴中睡眠，二週後，全體生理周期一致。

只不過在進行ＮＳ磁氣平衡法時，並無法總是受月光之惠。杜晃博士及洛克婦產科均舉出人工燈的成果，因此不妨試試日光燈或燈泡。

像這樣調整ＮＳ平衡後，你的新陳代謝便會好轉，並可改變為易瘦體質，如果再配合下一章介紹的練習方法，效果更佳。

第三章

一天只要十分鐘！從第三天開始體重就會下降的輕鬆減肥法

——刺激ＮＳ區使你變成另一個人

1 從想瘦的部分瘦起

開始發胖的徵兆

請看插圖，你一定嚇一跳。人體六十％是水分。再看看插圖所示容易肥胖的部位，更令人吃驚，從①開始胖，往②、③移動。

基本上，你的肥胖體質可以從你的臉判斷出來。如九十九頁後面所述，分爲五種型態，能夠依類型別來進行運動是最爲理想的。只要針對某部位進行有效的運動，就能夠使該部位減肥。

型Ⅰ（一〇八頁）→對下半身、大腿最有效果

型Ⅱ（一二五頁）→使腰部纖細

型Ⅲ（一四二頁）→使頸部、腳脖子、腿肚變細

人體60%是水分

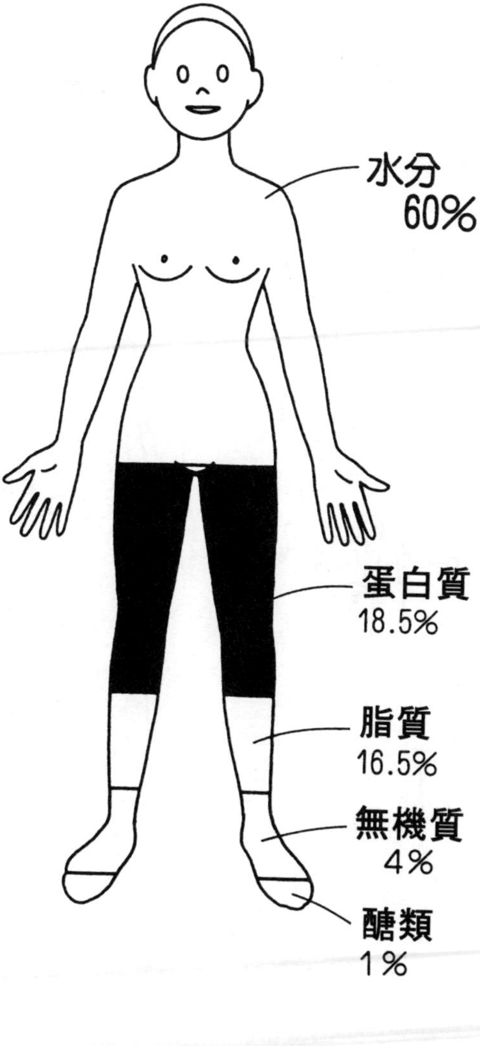
水分
60%
蛋白質
18.5%
脂質
16.5%
無機質
4%
醣類
1%

從何處開始胖是固定的

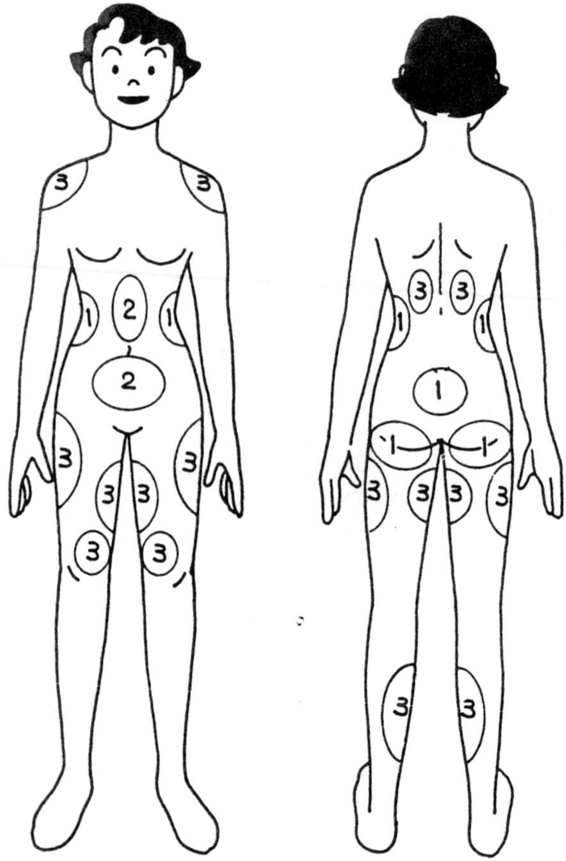

依①②③的順序發胖

型Ⅳ（一五九頁）→對下腹部、背部、臀部抬高有效果
型Ⅴ（一七七頁）→使胸部、手臂變細

瘦身秘訣

無論如何，我們先談成功的要點。

①充分掌握自己的型，或決定想瘦的部分（目標），集中進行。即使做了其他運動，一天也一定要進行一次NS磁氣平衡訓練。因為旅行等理由無法進行時，就在二個神奇區放置磁氣片十分鐘。將NS磁氣不平衡調整好後，水分代謝即佳。

②在進行NS磁氣平衡訓練前，請先喝一杯（二〇〇cc）磁氣水，水分代謝更好。

③此練習或沐浴均在進食前實施。

④練習請從Ⓐ（現在）Ⓑ©（未來）群中十六種各選一種，合計三項。

⑤沒什麼時間的人建議下述方法。在二個神奇區貼N極與S極後入浴，進行三種練習。當然，為了更提高減肥效果，一個階段一個階段仔細實施比⑤方法理想。

在神奇區貼磁氣片十分鐘，讓身體放鬆，於練習前實施可提高血液循環效果，於練習後實施可誘導睡眠，二者皆可。也可以兩者都進行，只不過不要忘記遵守十分鐘的規定。

其中，最後將磁氣片貼在二個神奇區保持安靜尤其重要。人的心跳每分鐘約八十下左右，入浴或練習後會上升至一一〇～一三〇前後。因此，在此平躺十分鐘休息，有冷卻心肺機能的功效。因為磁氣流通，所以血行順暢，恢復原來狀態。

入浴及練習必須注意以下事項，正確運動量使心跳達合理界限，亦即（二二〇－年齡×〇・八）。不過確實測心跳數很麻煩，這時以是否舒服為判斷標準。如果感覺非常疲勞，胸部噗咚噗咚跳得非常急速，就該停止休息一下。

加班、熬夜讀書時睡眠不足，疲勞、無食慾時怎麼辦？停止入浴、練習，喝一杯磁氣水後躺下，只在二個神奇區進行NS磁氣平衡調整即可。十分鐘後立刻入睡，如此可早日恢復疲勞。

如果想更提高效果，就在練習開始前，在二個神奇區貼磁氣片休息十分鐘。此時用鼻子吸氣、從口吐氣，進行「腹式呼吸」，使血液循環更好。但不可在二個神奇區刺激十分鐘以上。

就和再好的藥都該適量服用一樣，一小時、二小時持續刺激反而會造成瘀血、慵懶。所以務必遵守十分鐘的規定。

加入磁石、磁鐵礦石入浴的場合，時間如何計算呢？並沒有特別限制，和洗溫泉一樣，為防止洗太多導致身體不適，一天以三次為限。

如何確認二個神奇區的位置呢？

在右手小指側，握拳時小指根部形成最突出之處，放置一片N極片。

接著在左腳腳掌心上部貼一片S極片。

市售之磁氣片，正面大致為N極、翻過來為S極。因品牌不同而有差異，請先參考說明書。

之後休息十分鐘。

這時請仰躺，雙腳張開比肩略寬，完全放鬆。腋下及大腿處是血液循環容易不良之處，所以雙手攤開、手掌向下。

2 簡單達到效果的磁氣入浴法

磁氣水浴這麼製造

自然界的磁鐵礦石中，有歷經幾億年仍不失磁力之物，以下就介紹放入這種放入二～三個磁石的「磁氣水浴減肥法」。不論屬於哪一種肥胖型，都請務必一試。

到郊外也許可以找到這種石頭，但都市可就困難了，使用磁力強的礦泉水非常高價，難道沒有更簡便的磁氣水浴嗎？

首先在浴缸中放水，打開浴缸蓋半日，讓水中的氯蒸發掉，因為氯對人體有害。當水滾後，放入女性半個手掌大的V字型磁石三個，攪拌三十次左右取出，這樣就完成磁氣水製造了。

如果從威力的觀點出發，這個方法也不算頂好。溫泉處附近落下的石頭當中，有不少具有驚人威力。

入浴時，加入沐浴精，純酸乳酪、牛奶、糠包兒（把米糠縫在口袋裡，洗澡時用以搓身）、果汁、鹽、藥草也可以，不會起化學變化。

正確磁氣入浴方法

接著說明入浴的順序。不懂的部分請參照中途插圖說明。

①入浴前飲一杯（二〇〇cc）磁氣水。

②打開浴缸蓋，提高室溫。

③將下半身洗乾淨。

④確定熱水溫度在四二度～四三度。

⑤第一次入浴（三分鐘）。用手輕揉全身。

⑥離開浴缸，仔細清洗膝蓋以下。使用海綿袋很不錯。從腳趾部分往膝蓋上下摩擦（三分）。接著洗頭髮及臉。在踝子骨內側以四肢手指寬的上方Ⓐ區，以小圓方式按摩（一分鐘

）。接下來，從外側踝子骨與膝蓋部分正中央處的Ⓑ區，以畫小圓方式按摩（一分）。（參考九十三頁）

⑦第二次入浴（三十秒）。

⑧離開浴缸，清洗膝蓋至大腿間，也一樣是上下摩擦（一分）。（參考九十三頁）

⑨第三次入浴（三十秒）。

⑩洗頸部及胸部、腹部。胸部以畫圓方式清洗，從內側往外側，稍微用力將胸部捧起清洗。由外側往內側則不要用力，力量強弱不注意，會使胸線混亂，容易造成乳頭受傷。以輕輕洗的程度進行。決不可以用力洗。接著洗腹部上下線（一分）。（參考九十四頁）

往臍部下方橫向摩擦。從腹部至大腿間分為兩半，肚臍之上從身體的右側往左側摩擦，放鬆力氣後再回到右側，接下來再用力往左摩擦（三十秒）。肚臍以下部分，從身體左側往右側用力摩擦（三十秒）。這部分從右至左不可用力，否則會造成胃腸不適。

最後在乳房與乳房之間的促進女性荷爾蒙分泌區，以畫小圓方式摩擦（三十秒）。

⑪第四次入浴（三十秒）。

⑫從浴缸出來後站立。先洗手指，接著伸直手肘洗整個手臂。先從右手腕至手肘來回摩

⑥

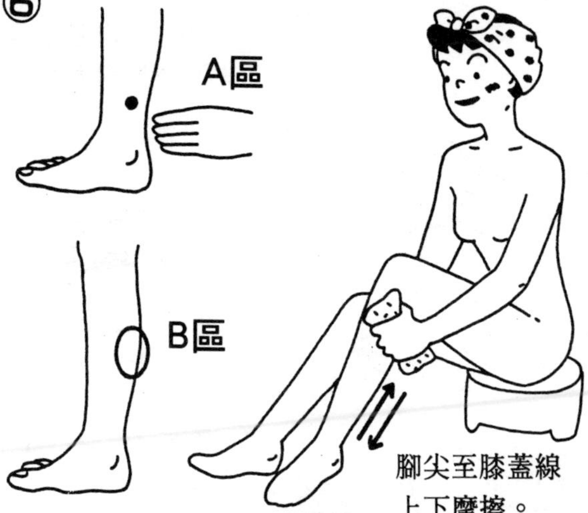
A區
B區
腳尖至膝蓋線
上下摩擦。

⑧

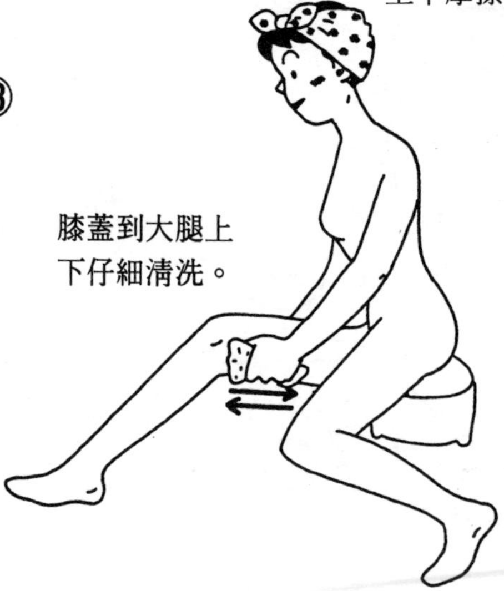
膝蓋到大腿上
下仔細清洗。

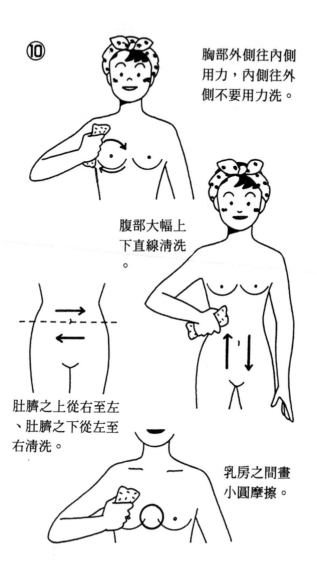

⑩

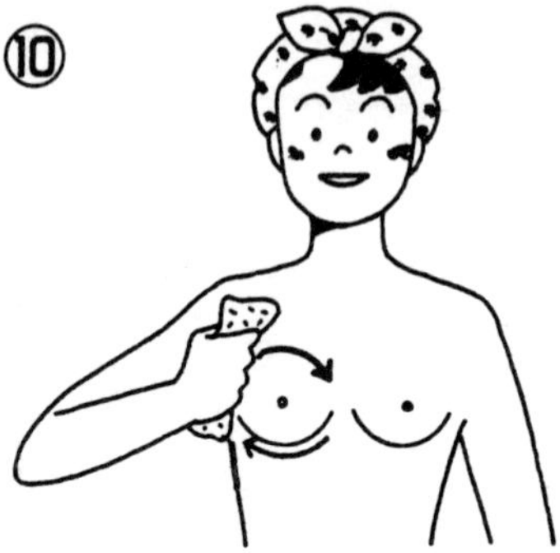

胸部外側往內側用力，內側往外側不要用力洗。

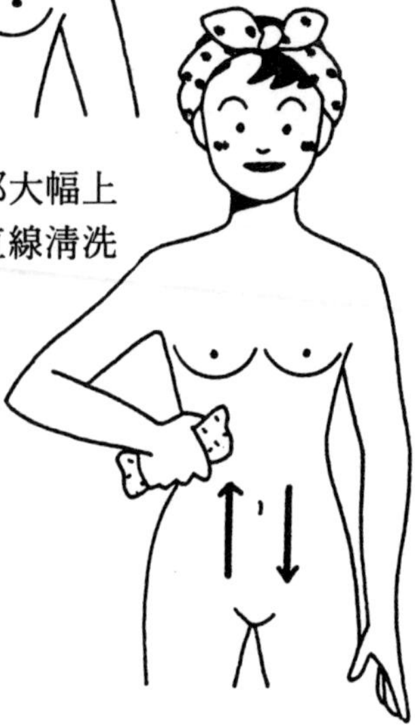

腹部大幅上下直線清洗。

肚臍之上從右至左、肚臍之下從左至右清洗。

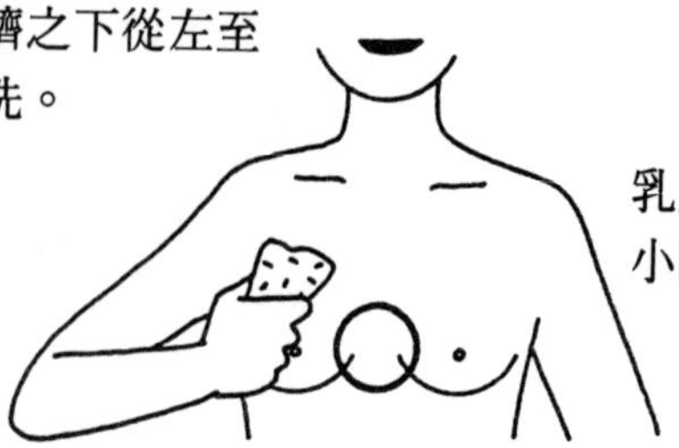

乳房之間畫小圓摩擦。

擦五十次，然後換手做五十次。接下來再從右手手肘至肩膀處來回摩擦五十次，當然手必須伸直，然後換手進行五十次。結束後用力搖動手，因為手肘至手指之間有強力瘦身區。用心洗手部可給予這些區域刺激。（參考九十六頁）

⑬第五次入浴（三十秒）。

⑭從浴缸出來後，洗後頸部、背部、臀部。站立扭腰從下抬起臀部似的往上清洗，尾骨周圍不可用力。背部的腰線附近稍微用力上下清洗。請用右手洗右側身體、左手洗左側身體。肩胛骨周圍等手不容易碰到的地方，從肩部往手伸展清洗。比普通毛巾小的木綿或絲瓜巾對皮膚不錯，建議你使用。（參考九十六頁）

⑮第六次入浴（三十秒）。

⑯離開浴缸後，從腳趾開始往身體全部撩溫水，撩完水後入浴結束。

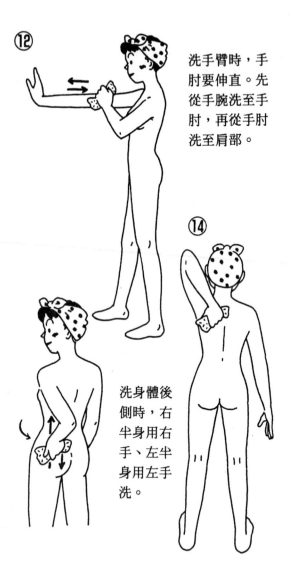

⑫

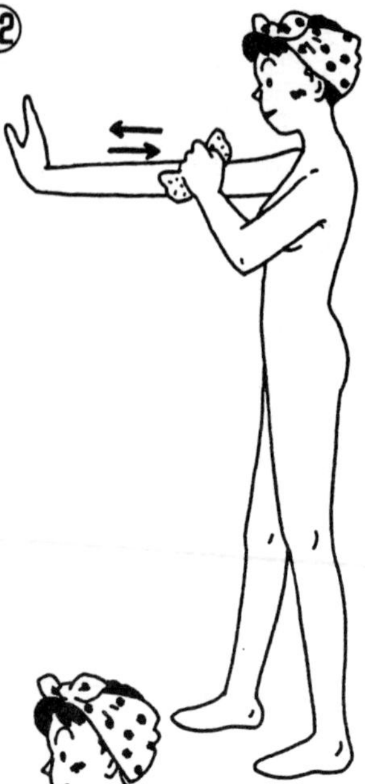

洗手臂時，手肘要伸直。先從手腕洗至手肘，再從手肘洗至肩部。

⑭

洗身體後側時，右半身用右手、左半身用左手洗。

3　了解自己的肥胖型

從臉部看NS平衡

請先準備鏡子，然後仔細看自己的臉。

依岩田理論及臨床資料，人的臉部磁氣平衡，可分為四種型。

典型美女的蛋形臉，在維持理想體重、保持美麗姿態時，呈現Ⓐ型、Ⓑ型，均分為N極與S極。

相對於此，臉部或下半身浮腫、發胖、超過理想體重時，則為Ⓒ型、Ⓓ型。有肩膀僵硬、腰痛、便秘、各種婦女病、容易感冒等虛弱體質的不舒服自覺症狀。

以我本身為例，超過理想體重五公斤時，上下樓梯便會產生困難、膝蓋疼痛很難正坐。從十幾歲開始就這樣了。在這種場合下，臉部與身體的磁氣平衡必定混亂。

臉部磁氣平衡——4種類型

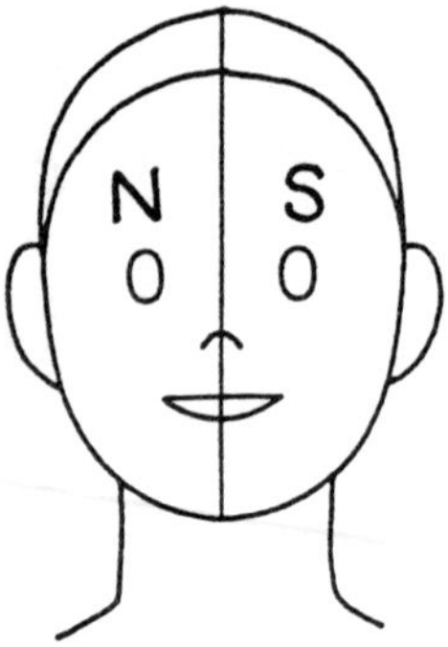

型Ⓑ

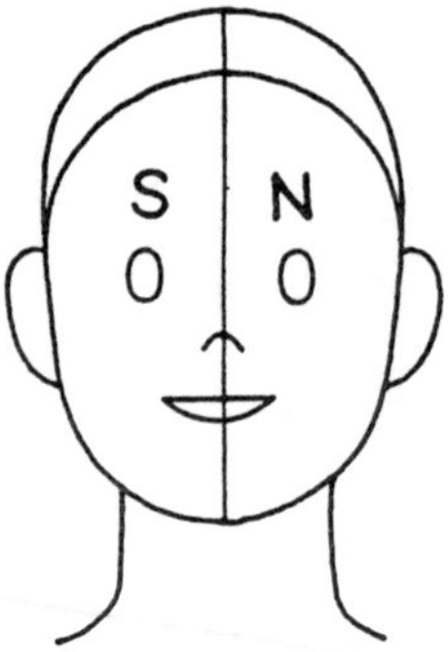

型Ⓐ

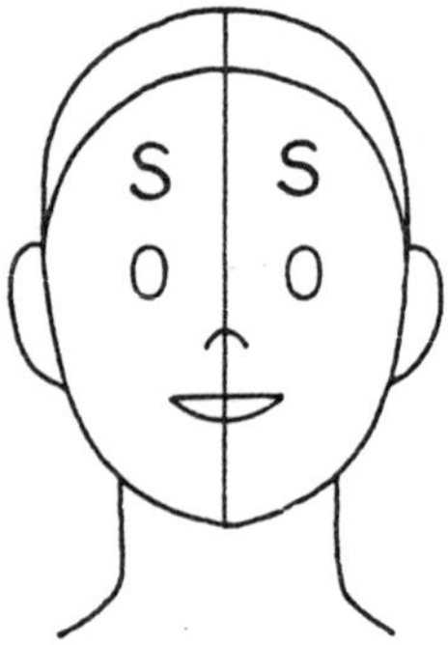

型Ⓓ

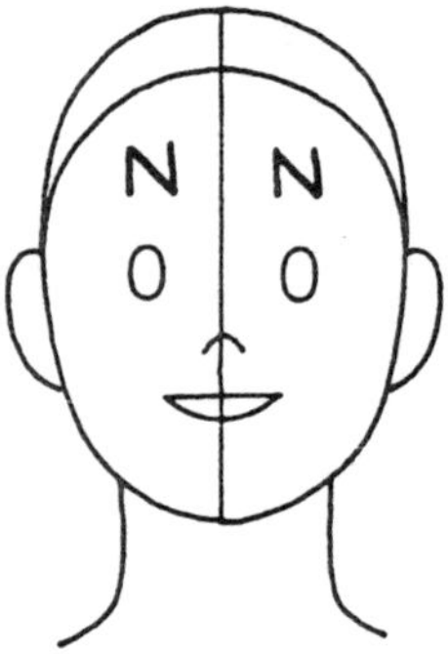

型Ⓒ

便秘或生理不順的時候也是一樣，這時身體血液循環、水分代謝全部失調。在這種情況下，就不只是單純「水胖」的美容上問題了，而是健康面的重要指標。便秘是大腸癌、生理不順是子宮頸癌的導火線。

從臉看五種肥胖型

接下來談到臉部的五種分區。

這五區顯示你的肥胖體質，因此藉此分類可知現在或將來會肥胖的部位。

顯示體內NS磁氣平衡的圖中，有顯示內臟狀態的反射區，將這些連絡則成為貫穿身體上下的弦線，從頭、臉到腳底、腳趾均連繫。心臟有與心臟有關的區，胃、腸也各有其關係區域。

各區可說是反映內臟狀態的一面鏡子。因此，內臟某部位不佳，就會傳至與此有關的皮膚或肌肉，使臉或身體發生各種變化。這稱為內臟體表反射，也許各位不太習慣這個名詞吧！

反射區可大別為三區：內臟知覺反射、內臟運動反射、內臟自律系統反射。

從體表向內臟反射稱為體表內臟反射。好好利用這些區域，可藉著刺激臉或身體表面，對內臟作用造成良好影響，促進內分泌即為其一。結果當然也可以消除「水胖」。

因為緊張造成內臟疲勞的「水胖」體質，NS磁氣平衡非常混亂，反射區從頭或臉至指甲連繫，所以從「臉」可以看出內臟的狀態。這也曾經在「刺激臉部肌肉減肥」中提過。

以下談到身體十二條區分線中，顯線在臉部的五條區分線。

請看圖，依①～⑤順序說明。

①區

與婦女病、腎臟、膀胱等生殖系統，泌尿器官有關的反射區。

這區出現灰色、黑色色素沈澱或浮腫現象時必須注意，恐怕臉部及腳部會浮腫。這類型現在正為下半身，尤其是大腿肥胖所苦惱。

如果放任不管會如何呢？首先是胸部出現贅肉、乳房下垂。很可惜，不但乳房本身不會變大，乳腺也不會往上挺。可以說是崩壞的「中年型」。同時，因為側腹肥胖，所以腰部也愈來愈粗。罕見的「瘦型」女性，也可在此區看出變化。在此場合，從整體平衡來看，腰部

從臉的五個區得知身體容易肥胖部分

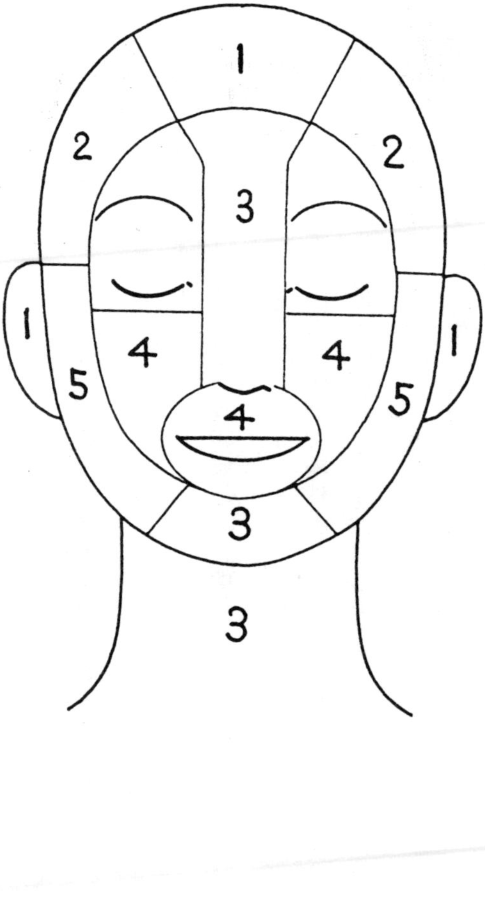

及大腿特別肥胖。

②區

與全身荷爾蒙分泌、肝臟、膽囊、眼、肌肉等有關的區。過於忙碌、緊張使得肝臟虛弱的場合，會在此區出現反應。

眼睛模糊、浮腫嗎？眼皮下垂皮膚衰微嗎？

很多人一想到肝臟就聯想到酒精，但肝臟的工作並非只是解酒精的毒。因便秘使得「汚水」被腸子再吸收時，也會造成肝臟的大負擔。

太忙或不安、煩惱時，指甲會出現細小白斑，成為神經性脫毛症。緊張也會對胃、心臟造成影響，但對肝臟的影響尤鉅。因此若緊張無法解消，此區就會出現變化。下眼皮鬆弛、眼睛膨脹，與此部分相連的腰部也愈來愈肥胖。

再繼續下去，不但下腹會鬆弛、肥胖，胸部也會下垂，形成年輕的「歐巴桑身材」。

③區

與肺等呼吸器官、排泄機能有關係的區。

此區的鼻周圍是不是有贅肉、雙下巴、脖子粗等情形出現？

大致而言屬容易感冒的體質。成人後成為花粉過敏症或過敏體質的人，尤其是要注意便秘及膀胱炎。放置不管的話，接下來就是腰部與下半身肥胖，尤其是腿肚及腳脖子肥胖、浮腫。

④區

與胃腸等消化系統有關的區。

此區皮膚鬆弛、衰老、口內或口周圍容易長疹子、嘴唇乾燥皸裂。

有此症狀的人，多半胃不好，經常便秘與下痢。在飲食生活方面，傾向喜歡甜食、油炸等口味濃的食物。

不僅口部問題，下腹同時也開始鬆弛。放任不管會使下半身，尤其臀部變大、鬆弛下垂，背部也開始出現贅肉。

將來　容易胖的部位 （有2處同時胖與只有一處胖的情形）
胸部側面或胸部本身鬆弛 （⑤區也浮腫） 腰部變胖 （②區也浮腫）
下腹浮腫 （④區也浮腫） 胸側有贅肉，容易鬆弛 （⑤區也浮腫）
腰部變胖 （②區也浮腫） 下半身，尤其是腳脖子與腿肚浮腫 （①區也浮腫）
下半身，尤其是臀部周圍肥胖 （①區也浮腫） 背部有贅肉 （③區也浮腫）
手部浮腫鬆弛 （③區也浮腫） 下腹部肥胖 （④區也浮腫）

自己了解接下來肥胖的部分

現在　肥胖之處、容易胖之處	
型 I	額頭、臉部全部浮腫（①區） • 大腿容易肥胖 • 下半身容易冰冷
型 II	眼睛鬆軟肥胖，下眼瞼鬆弛（②區） • 腰部容易肥胖 • 腰部容易冰冷
型 III	鼻子四周浮腫、雙下巴、脖子粗（③區） • 肩部容易冷 • 肩膀僵硬
型 IV	臉頰浮腫、鬆弛（④區） • 下腹容易肥胖 • 下腹冷冰，容易肥胖或便秘
型 V	臉頰腮部擴張（⑤區） • 胸側浮腫、鬆弛 • 後頸寒冷僵硬

⑤區

與體內造血心臟等循環器官有關的區。

是不是覺得臉好像變寬了？腮部比以前鼓起？

減肥失敗導致高血壓、低血壓的人，煩惱多無法消除緊張的人，是否注意到以下變化？

臉部輪廓比以前寬、腮幫子比以前鼓起，如果是這樣，你就得特別注意了。再仔細一看，側胸部膨脹、乳房鬆弛，接著下腹部也鬆弛、雙臂缺乏彈性。如何？

我想各位已經了解臉部五區與內臟的密切關係了。

接著再從此區線看肥胖區。

從頭至趾甲的弦線大致分為十二條。各有其法則，就像五臟六腑之言……。

和胃有關的線出現反應時，色素沈澱、臉頰及口部鬆弛，呈現水胖型。腎臟、膀胱線會出現反應，在腑的方面，肺、呼吸器官線會出現反應。雙重混合受到影響，反應便出現在臉上。

請看前一〇四、一〇五頁，由臉得知肥胖部位圖。

從現在的狀態出發，列舉接下來發胖部位。有二型時請注意。

以此為基礎，從與現在在你臉部出現反應的區有關係的部分練習挑選一種（十六種當中選一種）。接著從容易肥胖的二處練習各選一種（十六種當中各選一種）實行。

一天一次，在早晨或晚間做這三種練習，藉此使內臟活性化，對於預防現在體型變形效果很好。

練習前請務必調整體內ＮＳ磁氣平衡，這是非常重要的事，接著進行練習才能完全預防肥胖，並從肥胖中解脫。一天十分鐘，持續進行一個月，你一定可以達到理想中的體態。

生理中、懷孕中更應該積極調整ＮＳ磁氣平衡。只不過懷孕期間腹部縮收時，應該停止練習。在二個神奇區的刺激也要配合，最好先和醫生商量。有些人連入浴都不行，必須保持絕對安靜。

除了這些情況外，ＮＳ磁氣平衡法不論何時何地何人均可實施，可說是革命性健康法。與性別、年齡無關，從小嬰兒至老年人，只要有肥胖煩惱的人都可以實施。

4 依不同目的的磁氣體操重點

●輕鬆有趣地——

大腿也能在短期內變細

型Ⅰ的練習

進行此練習不僅可使大腿變細，對這型人將來容易胖的側胸部、腰部也能發揮預防效果。

請看圖。

臉的①區與身體的線區如此流通。

臉部是從耳朵與額骨至頭頂部與頭後聯繫。身體是從腳的小趾周圍至腳趾甲、大腿外側部分，與腳底至內側踝子骨、膝蓋內側部分。上半身也有聯繫身體前面與後面的線區。

型Ｉ的線區

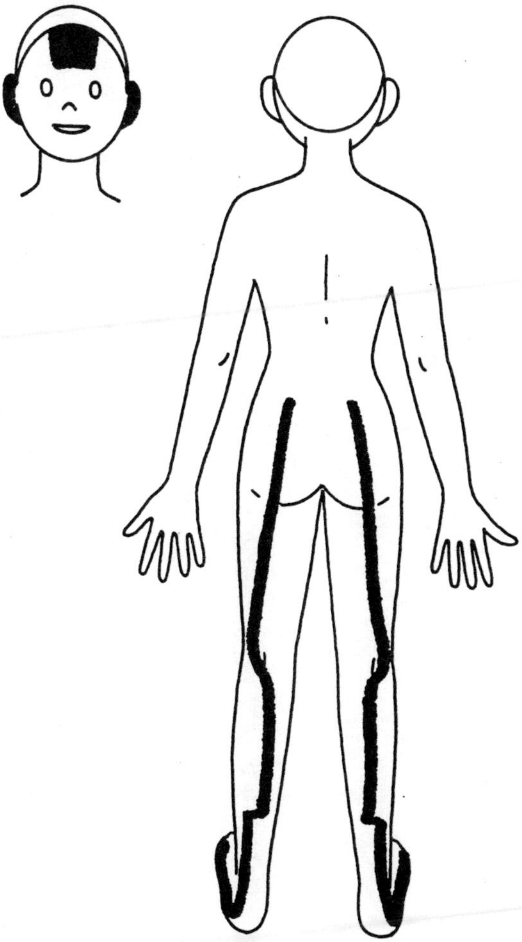

此區表示腎臟、膀胱等泌尿系統及子宮等生殖器官的狀態。這些線區周圍的肌肉未充分使用，或因緊張使血管收縮、水分代謝不良，會使身體膨脹肥胖。

NS磁氣平衡當然也失調。

型I的人，臉部浮腫、下半身尤其大腿鬆弛。多半有下半身冰冷的煩惱。如果放任不管，接下來胸側也會浮腫、乳房下垂、腰部肥胖。

＊開始練習前！

與內臟聯繫的線區流佈身體上下。其中也有集中於關節周圍的，膝下及手肘即是。因此在開始練習前，要充分擺動手肘、手腕、膝、腳脖子。

時間不充裕時，在膝部四周按摩，或用手指按摩耳朵二～三分鐘亦可。

＜型I的十六種練習——**從當中選一種**。＞

功能：使大腿纖細，預防胸部、腰部周圍浮腫。

重點：充分運動膝部。

練習請參照一一四～一二一頁的插圖。但插圖只有簡單說明，請仔細閱讀本文的方法介

紹。

①扶椅背站立

左腳膝蓋伸直，右腿膝蓋彎曲，趾尖朝自己方向。

從鼻子吸氣，再由口慢慢吐氣。吐氣後自然呼吸即可（右腳六十秒、左腳六十秒）。

②四肢貼地，貼地的手掌向自己方向

在鼻子吸氣的同時，膝蓋抬起與背部呈一直線，接著由口慢慢吐氣（三十秒）。

腳放下時，隨著吸氣吐氣，下顎向前伸展，使背部呈彎曲形狀（三十秒）。

另一腳也同樣練習。

③雙腳立正站好

右腳向後一大步彎曲膝蓋。

左腳腳尖向自己方向，鼻子吸氣、口吐氣（自然呼吸六十秒）。

雙腳併攏，另一腳也做相同練習（六十秒）。

④雙腳立正站好。手指往上抬，一邊輕拉耳朵，手肘一邊張開

膝蓋彎曲，上身慢慢扭轉。

鼻子吸氣、口吐氣後自然呼吸即可（三十秒，習慣之後六十秒）。

往相反側扭轉之前，雙膝一定要伸展，雙手放下呼吸一次。

⑤盤腿而坐

靠近手腕的手掌鼓起處正中央貼額，放鬆頸部。

手肘與手肘貼住，手指好像要靠向天花板的樣子（四十秒）。

從鼻子吸氣、口慢慢吐氣後自然呼吸即可。

⑥淺坐在椅子上

雙腳尖向自己方向，右手拉左耳、左手拉右耳。

手肘張開，隨著鼻子吸氣、口吐氣，上身慢慢向右扭轉（四十秒）。
手放下，反側再做一次。

⑦雙腳打開比肩略寬站立

腳尖向外略抬起。
用雙手手指壓頭部，雙手手肘盡量靠緊。鼻子吸氣、口慢慢吐氣，隨著呼吸上身向右轉（四十秒）。
雙手放下放鬆，反向再做一次。

⑧雙腳打開比肩略寬站立

雙手張開拉耳，手肘儘量往外伸展，右膝彎曲上升向右倒。
左腳尖向上身的方向。
鼻子吸氣、口吐氣後自然呼吸（四十秒）。
雙腳立正放鬆後，反側也同樣練習。

型Ⅰ的練習——①②

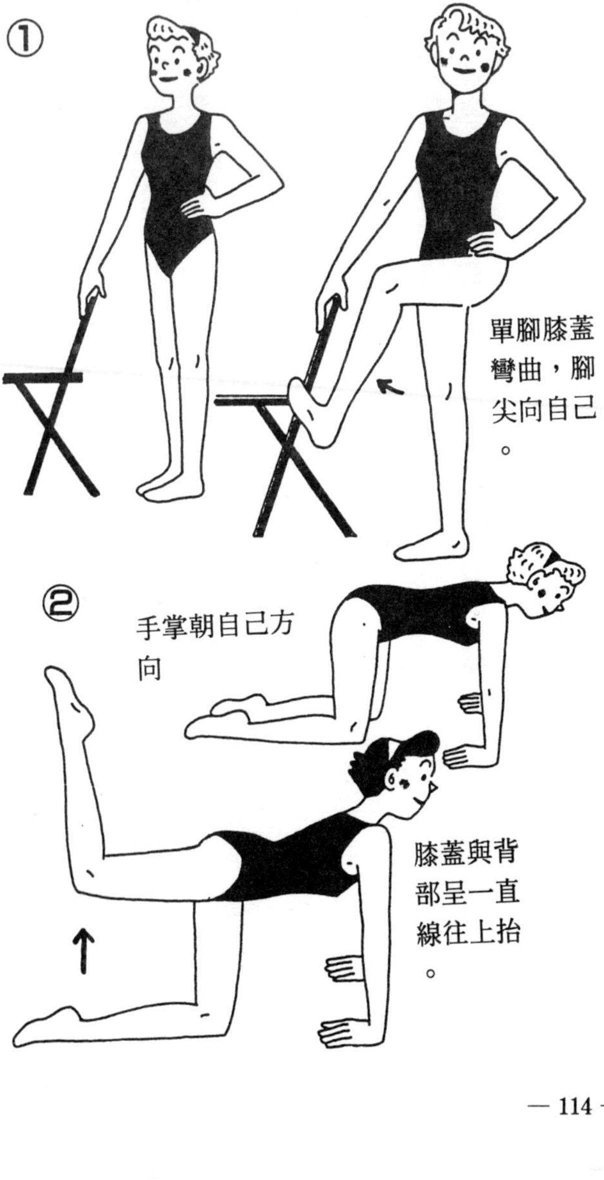
①
單腳膝蓋彎曲，腳尖向自己。
②
手掌朝自己方向
膝蓋與背部呈一直線往上抬。

型Ｉ的練習——③④

③

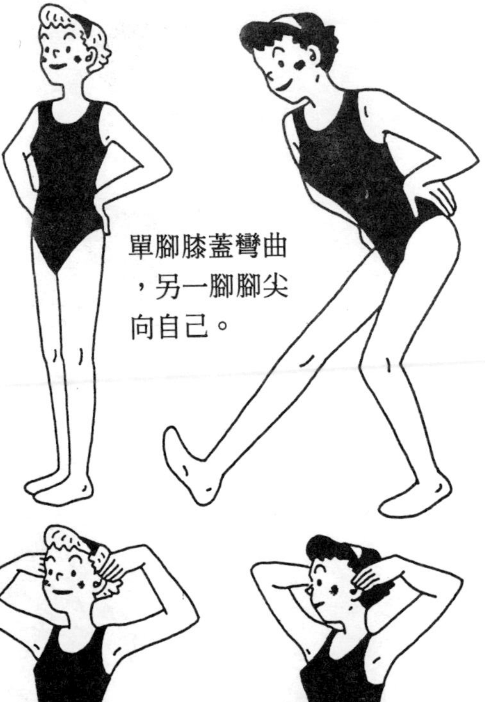
單腳膝蓋彎曲
，另一腳腳尖
向自己。

④

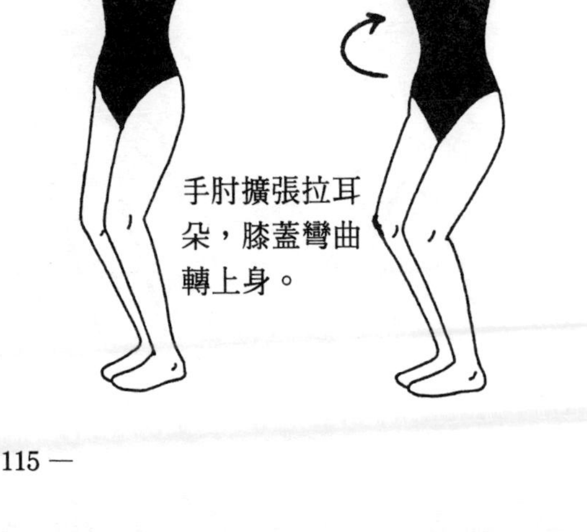
手肘擴張拉耳
朵，膝蓋彎曲
轉上身。

型Ⅰ的練習——⑤⑥

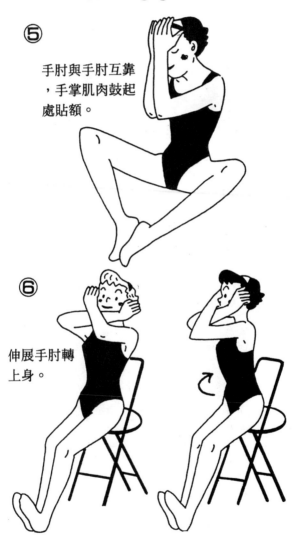

⑤

手肘與手肘互靠，手掌肌肉鼓起處貼額。

⑥

伸展手肘轉上身。

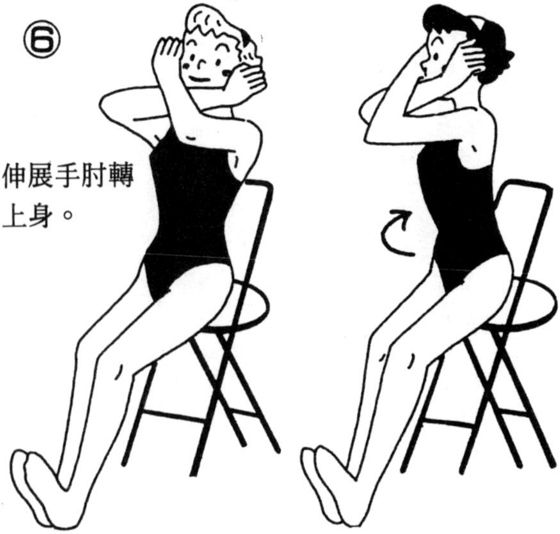

型Ⅰ的練習——⑦⑧

⑦

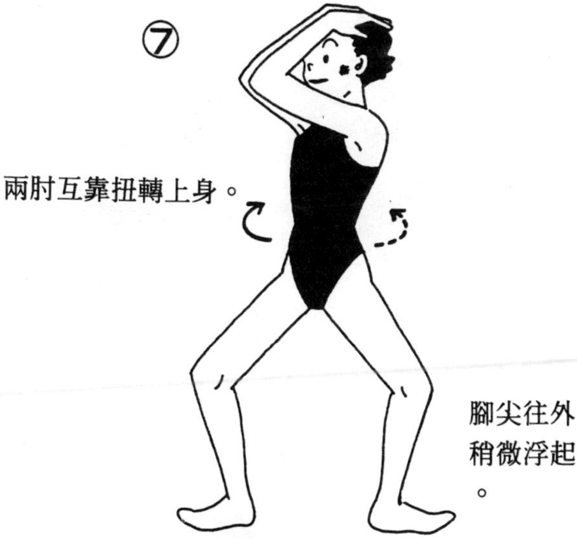
兩肘互靠扭轉上身。
腳尖往外
稍微浮起
。

⑧

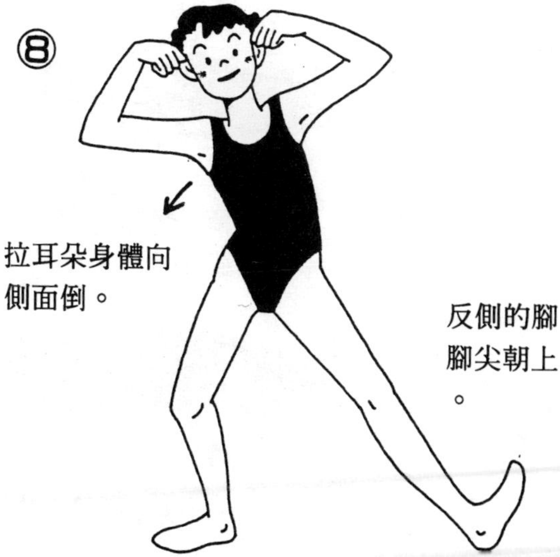
拉耳朵身體向
側面倒。
反側的腳
腳尖朝上
。

型Ⅰ的練習——⑨⑩

⑨

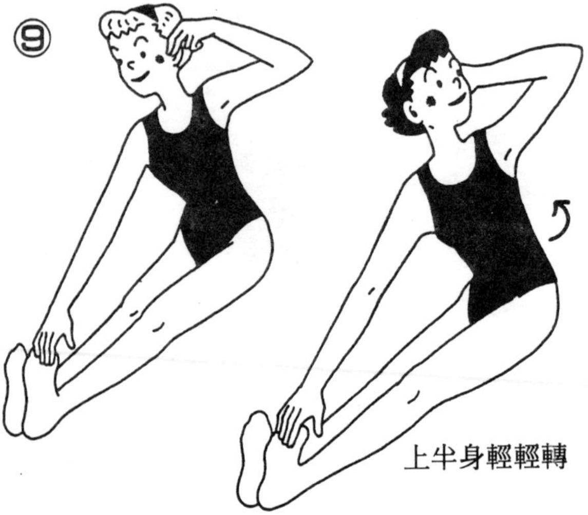
上半身輕輕轉

⑩

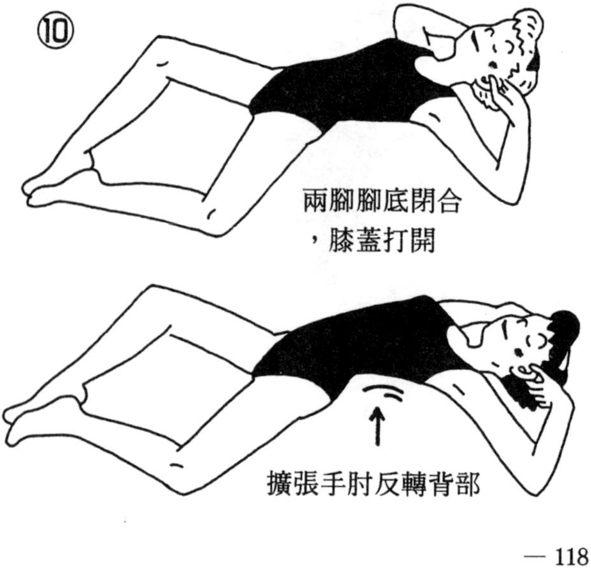
兩腳腳底閉合
，膝蓋打開
擴張手肘反轉背部

型Ⅰ的練習——⑪⑫

⑪

雙手手掌貼額，
手肘互靠縮下顎
。
上半身向前倒，
背部呈圓弧形。

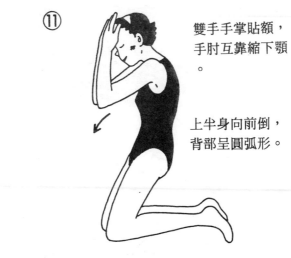

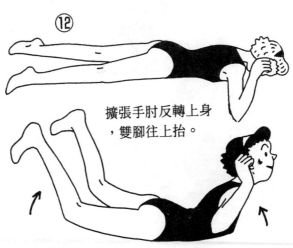

⑫

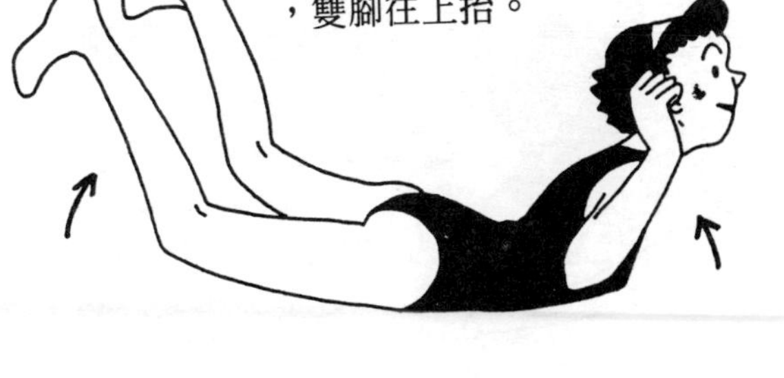
擴張手肘反轉上身
，雙腳往上抬。

型Ｉ的練習——⑬⑭

⑬

單腳膝蓋彎曲，
向另一側地板轉
身靠下。

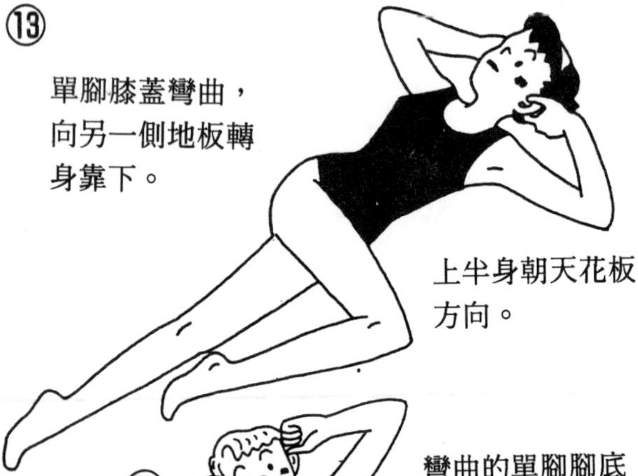

上半身朝天花板
方向。

⑭

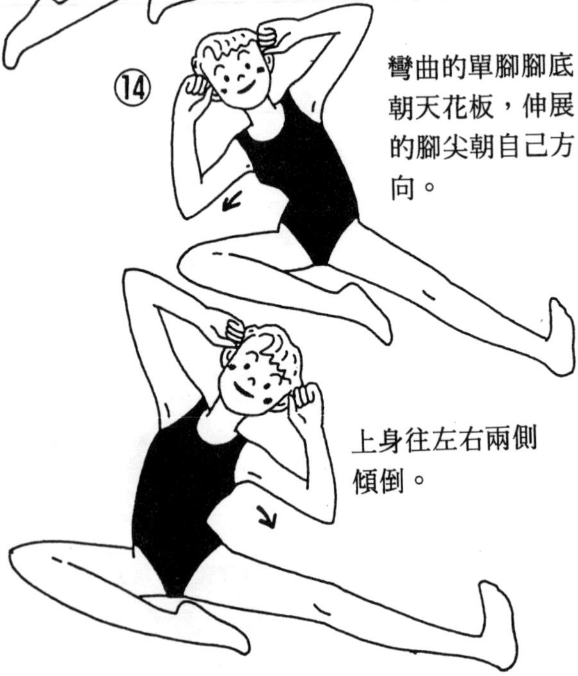

彎曲的單腳腳底
朝天花板，伸展
的腳尖朝自己方
向。

上身往左右兩側
傾倒。

型Ⅰ的練習——⑮⑯

⑮

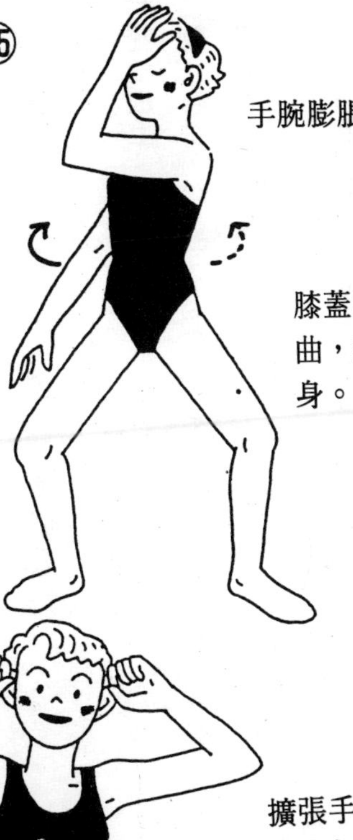

手腕膨脹處貼額。

膝蓋深深彎曲，扭轉上身。

⑯

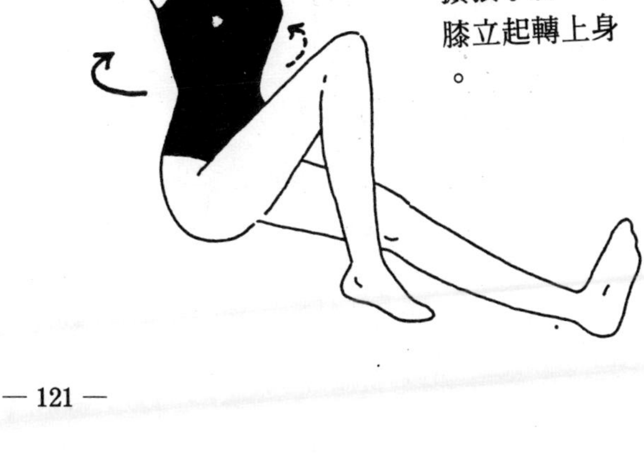

擴張手肘，單膝立起轉上身。

⑨雙腳伸直，腳尖朝自己方向坐在地上

左手手肘張開拉左耳，手肘好像要往天花板靠一樣，輕輕扭轉上半身。這時候，右手抓左腳尖或碰左腳膝蓋。

鼻子吸氣、口吐氣（三十秒）。

手放下、腳尖伸直放鬆後，反側也同樣練習。

⑩躺在地板上

雙腳腳底合併，膝蓋向外側打開貼在地板上。手肘張開碰耳朵，背部伸直。

鼻子吸氣、口吐氣後自然呼吸即可（四十秒）。

⑪雙腳併攏跪在地上，腳尖立在地上

雙手手掌貼住額頭，以手肘力量頂住額頭。

上半身向前傾，使背部呈圓弧形。大腿也感覺舒服的拉伸即可。

鼻子吸氣、口吐氣後自然呼吸（三十秒）。

⑫俯臥地面

雙腳打開與肩同寬，雙手拉耳朵。

伸展手肘，上身反轉，雙膝上浮雙腳往上抬起。此時膝蓋彎曲往臀部靠。

鼻子吸氣、口慢慢吐氣（三十秒）。

⑬仰躺

手肘張開拉耳朵。

右膝彎曲，往左側地面靠扭轉身體。但上身保持向天花板的方向。

鼻子吸氣、口吐氣後自然呼吸即可（四十秒）。

雙手雙膝伸展後放鬆，反側也同樣練習。

⑭坐在地上

右膝彎曲，腳底朝向天花板。

右膝伸直，腳趾向自己方向。

雙手手肘伸展拉兩耳，上身向右倒（二十秒）。

接著向左倒（二十秒）。

換腳進行相同練習。

鼻子吸氣、口吐氣後自然呼吸即可。

⑮雙腳打開比肩略寬站立

左手掌鼓起處貼額頭，膝蓋深深彎曲，身體往右扭轉（四十秒）。

手向反側轉。

鼻吸氣、口吐氣後自然呼吸。

⑯雙腳併攏坐在地上

雙手手肘張開拉耳朵。

右膝立起，左腳腳尖向自己的方向，上身向右轉靜止（二十秒）。

向左轉靜止（二十秒）。

換腳同樣練習。

鼻吸氣、口慢慢吐氣後自然呼吸即可。

創造細腰的魅力

型Ⅱ的練習

此練習不但能使腰部纖細，而且對於將來容易發胖的這一型人而言，更有預防胸部及下腹周圍浮腫的功效。

那麼，臉與身體的線區如何聯繫？

首先，從眼睛周圍穿過頭部，依耳周圍、側頸、肩、側腹、大腿側、腳的四趾、大拇趾周圍、大腿內側方向流通。

此區會出現荷爾蒙分泌、肝臟、膽囊、眼、肌肉等狀態。

這些線區的周圍肌肉未充分使用，或因緊張造成血管收縮，水分代謝不佳，導致身體感

型 II 的線區

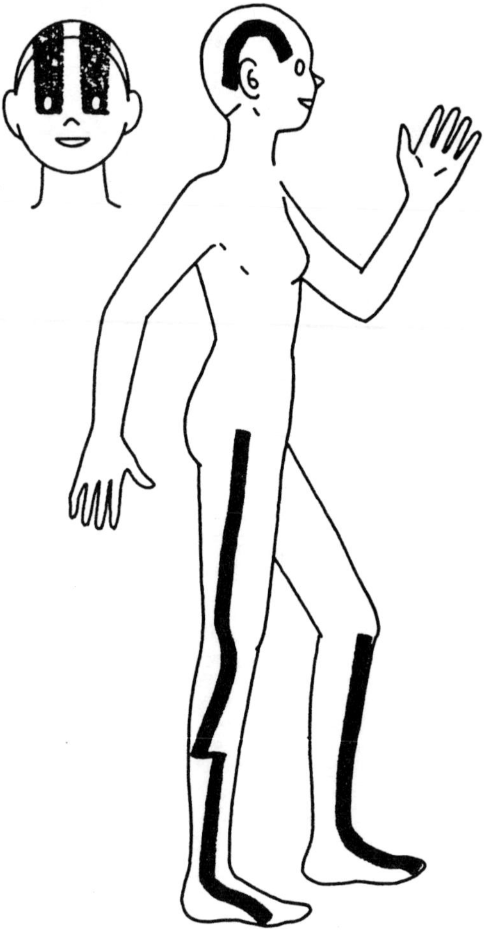

覺鬆軟肥胖，ＮＳ磁氣平衡混亂。

型Ⅱ的人，腰部鬆弛，許多人有腰痛、腰冷的煩惱。眼睛也感覺腫腫的，屬於容易出現黑眼圈及眼皮鬆弛型。如果放任不管，則終將導致下腹浮腫肥胖、胸部及胸側鬆弛。

時間充裕時，請左右搖擺上身、活動手肘，直到身體感覺暖和為止。雖然只是小小動作，卻會造成不同的效果。

〈型Ⅱ的十六種練習——**從當中選一種**。〉

功能：使腰部纖細，預防下腹出現贅肉、胸側的浮腫及鬆弛。

重點：手肘與膝蓋向外。轉身側彎的練習。

練習請參考一三〇～一三七頁的插圖。但插圖只有簡單說明，請仔細閱讀本文的方法介紹。

①雙腳打開比肩略寬站立

雙手組合在腰前，右手放在左手手掌上。從鼻子吸氣、口慢慢吐氣、向右扭轉上身（四十秒）。

左手放在右手手掌上，扭轉上身向左（四十秒）。

②雙腳打開比肩略寬站立

雙手組合的手掌向天花板，膝蓋深深彎曲，上身向右彎下（四十秒）。

回到原來姿勢。反方向同樣練習（四十秒）。

從鼻子吸氣、口慢慢吐氣後自然呼吸即可。

③坐在地板上，雙膝打開比肩略寬

雙手組合在胸前，右手放在左手手掌上，上身向右轉（四十秒）。

左手放在右手手掌上，向左轉（四十秒）。

從鼻子吸氣、口吐氣後自然呼吸即可。

④雙膝著地

手肘張開好像要遮蓋耳朵的樣子，上身向左倒（四十秒）。

反向也同樣練習（四十秒）。

從鼻子吸氣、口吐氣後自然呼吸即可。

⑤雙腳打開比肩略寬站立

左手貼左耳、左膝深深彎曲，上身向右側倒（四十秒）。

反向也同樣練習（四十秒）。

從鼻子吸氣、口吐氣後自然呼吸即可。

⑥腳底互靠而坐

從鼻子吸氣、口吐氣，配合此節奏用四指輕壓眉尾上的凹陷處。

此時挺胸，背往後反拉（四十秒）。

⑦俯臥

型Ⅱ的練習——①②

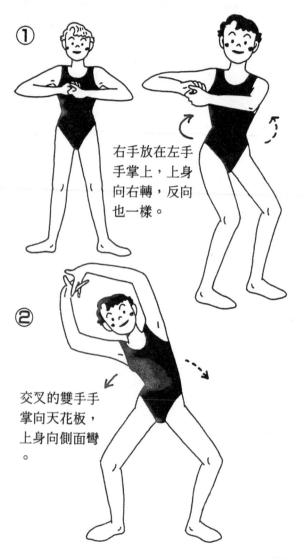

①

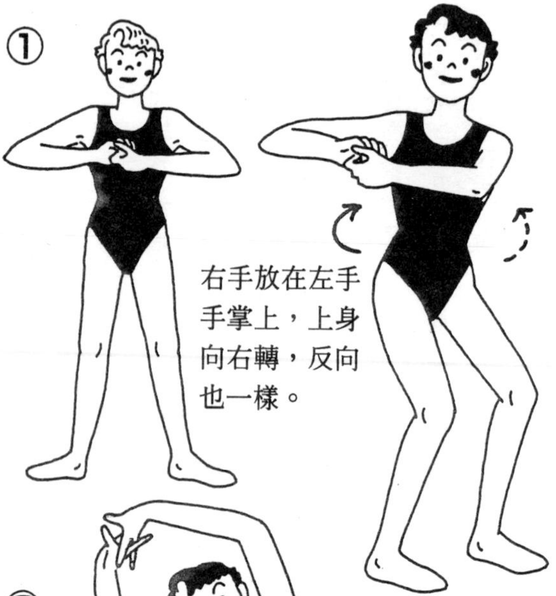

右手放在左手手掌上，上身向右轉，反向也一樣。

②

交叉的雙手手掌向天花板，上身向側面彎。

型Ⅱ的練習——③④

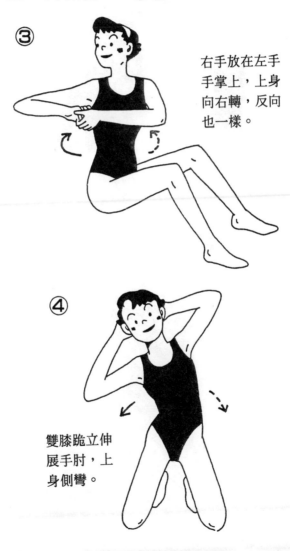

③

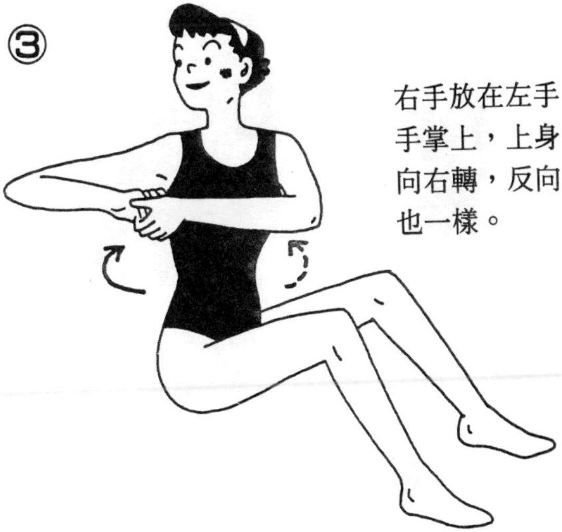

右手放在左手手掌上，上身向右轉，反向也一樣。

④

雙膝跪立伸展手肘，上身側彎。

型Ⅱ的練習——⑤⑥

⑤

單腳深深彎曲，上身向反側倒。

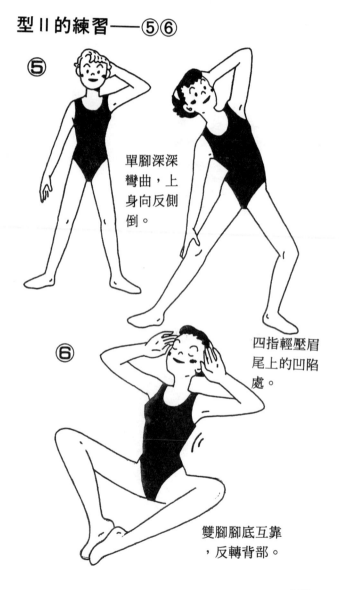

⑥

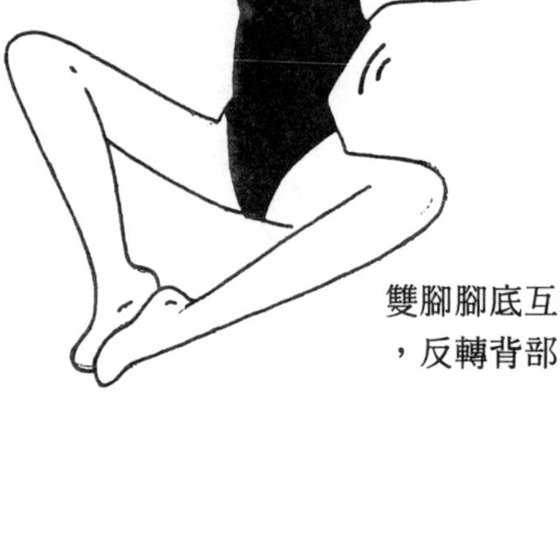
四指輕壓眉尾上的凹陷處。
雙腳腳底互靠，反轉背部。

型Ⅱ的練習——⑦⑧

⑦　雙腳腳底互靠，膝蓋向外側打開。

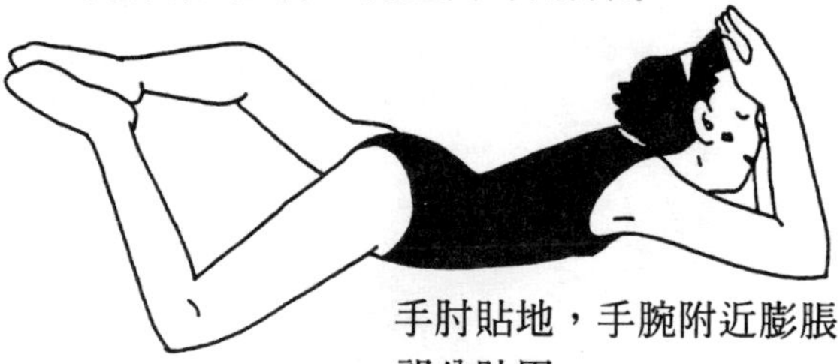

手肘貼地，手腕附近膨脹部分貼眉。

⑧

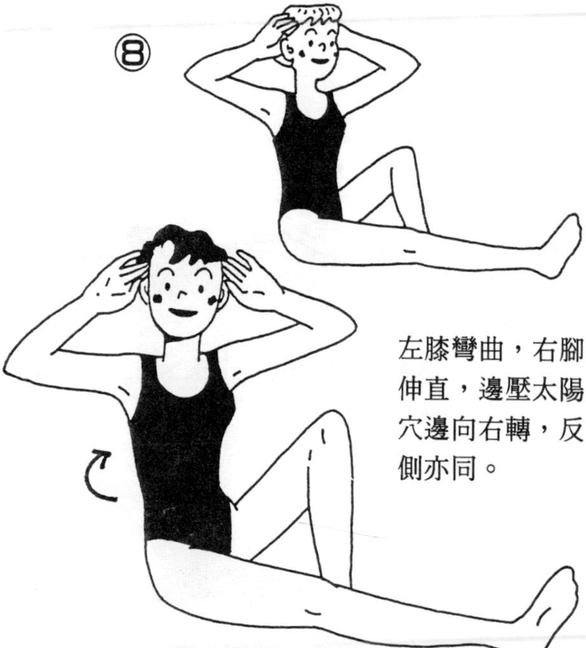

左膝彎曲，右腳伸直，邊壓太陽穴邊向右轉，反側亦同。

型Ⅱ的練習——⑨⑩

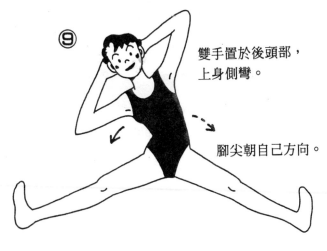

⑨

雙手置於後頭部，
上身側彎。

腳尖朝自己方向。

⑩

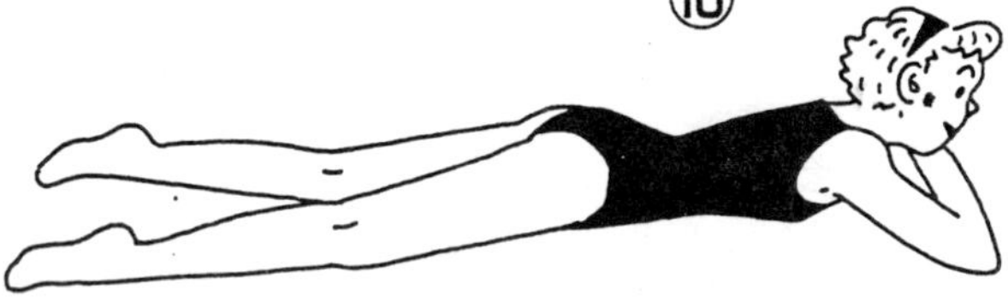

雙手支撐下顎，單腳往另一腳
深深交叉。

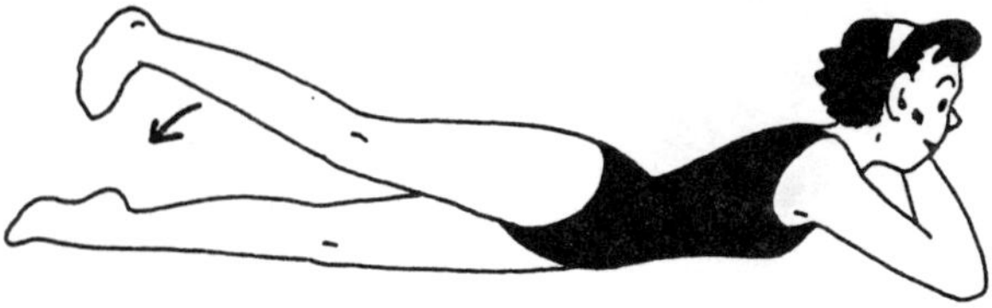

型Ⅱ的練習——⑪⑫

⑪

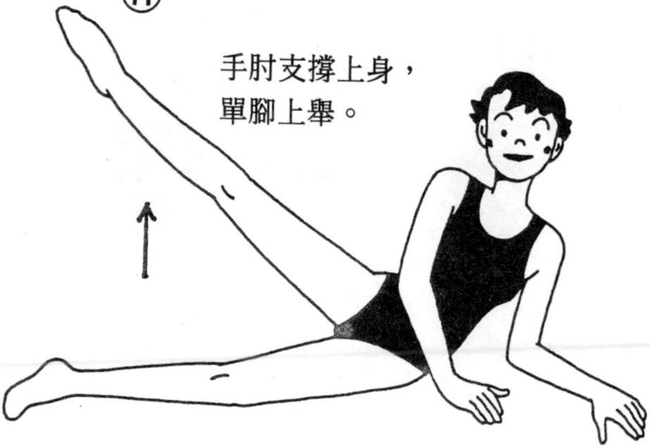
手肘支撐上身，
單腳上舉。

⑫

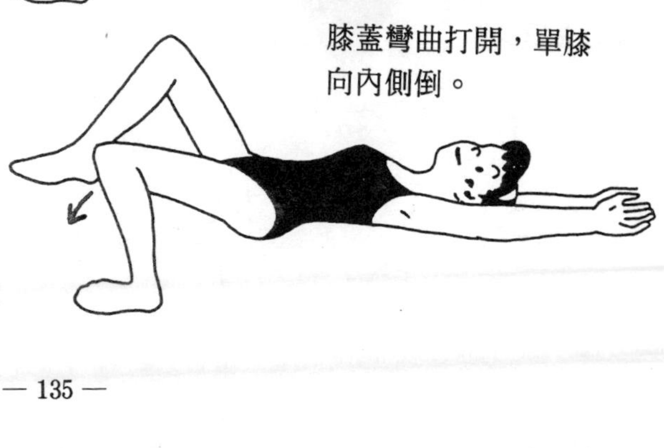
膝蓋彎曲打開，單膝
向內側倒。

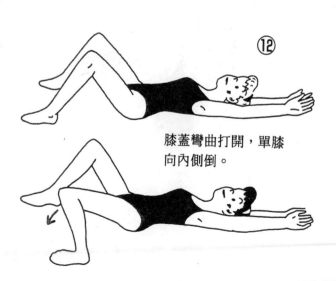

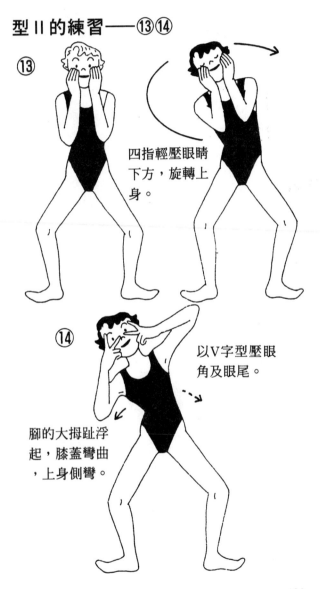

型Ⅱ的練習——⑬⑭

⑬

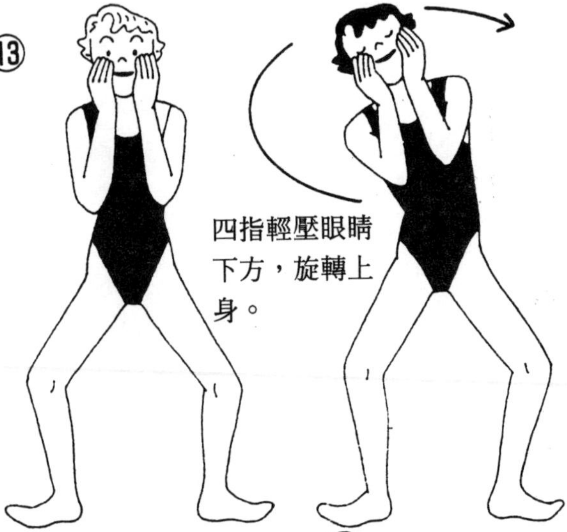

四指輕壓眼睛下方，旋轉上身。

⑭

以V字型壓眼角及眼尾。

腳的大拇趾浮起，膝蓋彎曲，上身側彎。

型Ⅱ的練習——⑮⑯

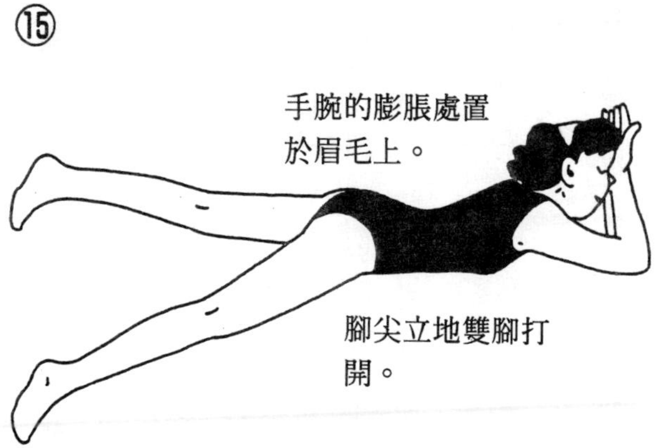
⑮
手腕的膨脹處置
於眉毛上。
腳尖立地雙腳打
開。

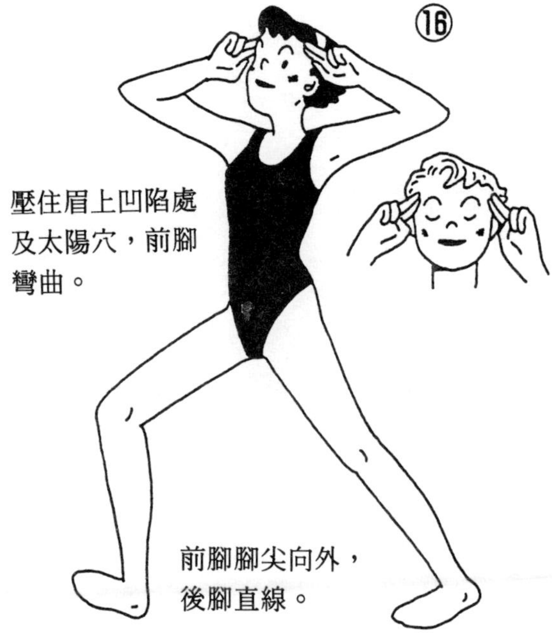
⑯
壓住眉上凹陷處
及太陽穴，前腳
彎曲。
前腳腳尖向外，
後腳直線。

腳底互相靠緊，膝蓋向外打開靠住地面。
手肘靠在地板上，手腕附近的膨脹部分靠眉。
從鼻子吸氣、口慢慢吐氣後自然呼吸即可。

⑧坐在地板上

左膝彎曲，右膝伸直腳尖朝自己。
用雙手手指壓太陽穴，上身向左轉（四十秒）。
左膝伸直，右膝彎曲向左轉（四十秒）。
從鼻子吸氣、口吐氣後自然呼吸即可。

⑨坐在地板上

打開雙腳、腳尖朝自己，雙手組合在頭後。
從鼻子吸氣、口吐氣，上身向右倒（四十秒）。
反向也同樣練習（四十秒）。

⑩俯臥地板

雙腳打開與肩同寬，雙手支撐下顎。

臉稍微上抬，左腳在右腳上方交叉（四十秒）。

反向也同樣練習（四十秒）。

⑪身體橫向

用手肘支撐上身，隨著鼻子吸氣、口吐氣，腳往上抬（四十秒）。

換方向進行同樣練習（四十秒）。

⑫仰躺

雙膝彎曲，打開與肩幅同寬。

配合鼻子吸氣、口吐氣，單膝向內側倒（三十秒）。

另一腳也做相同練習（三十秒）。

⑬雙腳打開比肩略寬，腳尖浮起的狀態下，腹部用力保持平衡站立

雙手的四指壓眼睛下側，配合鼻子吸氣、口吐氣，上身向右轉（六秒）。

反方向也進行相同練習（六秒）。

這是一組，重複做五組。

⑭雙腳打開比肩略寬

腳趾大拇趾往上浮起，膝蓋彎曲，上身向右倒，壓眼角及眼尾（四十秒）。

反方向也進行相同練習（四十秒）。

⑮俯臥

雙腳併攏，手掌膨脹處置於眉毛上。

從鼻子吸氣、口吐氣。

臉稍微抬起，腳尖站立，雙腳盡量打開靜止（四十秒）。

⑯雙腳打開比肩寬，前後分開站立

前腳腳尖向外，後腳打直。
前腳膝蓋彎曲，重心置於此。
食指、中指壓眉尾凹陷處。此時手肘張開（四十秒）。
另一腳也同樣練習。

創造美麗的頸部、腿肚、腳脖子

型Ⅲ的練習

這項練習不但能使頸線、腳脖子、腿肚曲線變美，還可預防這類型人容易發胖的腰部及下半身問題。

請看臉與身體的線區。

與內臟聯繫的此線區，以側面為中心流通，所以會發生手肥胖程度左右不同的現象。線區流通路線從臉部鼻子周圍、下顎、頸、腋下開始，至大拇指的內側，以及從肩至食指的外側。換句話說，包含了側面、手肘、手腕、手指等。

此區顯現呼吸器官及排泄機能的狀態。除了容易感冒外，還容易牙齦腫、喉嚨乾、頸部出汗等，皮膚過敏者也不少。

這些線區周圍的肌肉未充分使用，或緊張造成血管收縮、水分代謝不佳，會導致身體鬆

型 III 的線區

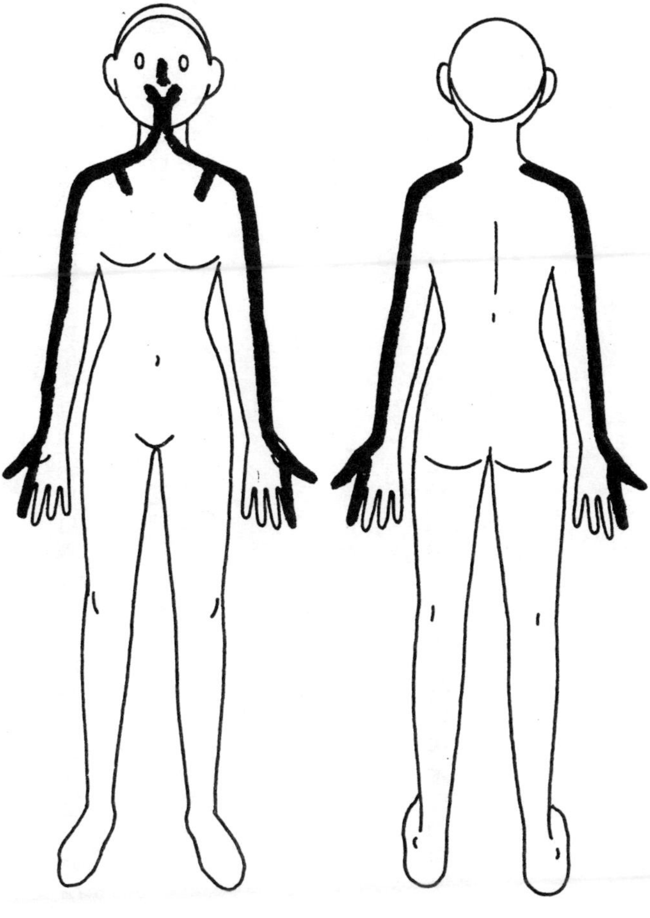

弛。當然NS磁氣平衡也混亂了。

型Ⅲ的人，多半有雙下巴或頸部鬆弛現象，同時容易肩膀僵硬，肩膀與頸部肌肉冰冷。仔細看看鏡中的自己，是不是鼻子周圍與下顎鬆弛呢？

如果放任不管，終將造成腰部、腳脖子、腿肚的浮腫肥胖。時間不充裕時，只要轉動頸、手肘、手腕使身體暖和即可。

＜型Ⅲ的十六種練習—**從當中選一種**＞

功能：調整雙下巴。創造美麗的頸部曲線。使腳脖子、腿肚變細。

重點：充分活動腋窩、手肘、腿窩（膝蓋內側）。

練習請參考一四八～一五五頁的插圖。但插圖只有簡單說明，請仔細閱讀本文的方法介紹。

①坐在地板上

雙腳打開比肩略寬，雙手支撐讓腰與腳趾往上。

往斜上方看，腹部抬至比膝高（三十秒）。
鼻子吸氣、口吐氣後自然呼吸即可。

②坐在地板上，雙腳伸直

腳尖向自己方向，下顎稍微向前伸展，上半身向前倒。
雙手舉至與肩同高，大拇指與食指做成一個圓圈，右手與左手互牽。
鼻子吸氣、口吐氣後自然呼吸即可（四十秒）。

③雙腳站立

膝蓋彎曲、手置於膝上。
從鼻子吸氣、口吐氣。
雙膝伸直，雙手的大拇指與食指做成的圓圈在大腿後互相結合（三十秒）。

④四肢著地

雙手指尖朝自己。用腳趾站立。

配合鼻子吸氣、口吐氣的動作，下顎伸展使背呈圓弧狀（四十秒）。

背反轉往斜上方看（四十秒）。

⑤腳底互靠而坐

配合鼻子吸氣、口吐氣的動作，張開手肘拉食指（三十秒）。

⑥膝蓋著地而立

縮下顎，上半身倒下呈圓形。

手舉至與肩同高，大拇指與食指做成的圓圈互拉。此時其餘三根手指伸直（三十秒）。

鼻子吸氣、口吐氣後自然呼吸即可。

⑦雙腳打開比肩略寬站立

右手手指向下伸直，左手抓住右手手指。

下半身及手不要動，配合鼻子吸氣、口慢慢吐氣的動作往右看（三十秒）。
左邊也一樣（三十秒）。

⑧雙腳打開比肩略寬站立

膝蓋彎曲，以左手食指腹靠鼻與口唇之間，上身向右側。此時手肘請張開（四十秒）。
恢復原狀雙手放鬆後，反側同樣練習（四十秒）。
鼻子吸氣、口吐氣後自然呼吸。

⑨坐在地上，雙腳打開

雙手放在地板上支撐上半身。
配合鼻子吸氣、口吐氣的動作，反轉背部擴胸。此時下顎向天花板，腳趾向自己（四十秒）。

⑩雙腳打開比肩略寬而立

型Ⅲ的練習——①②

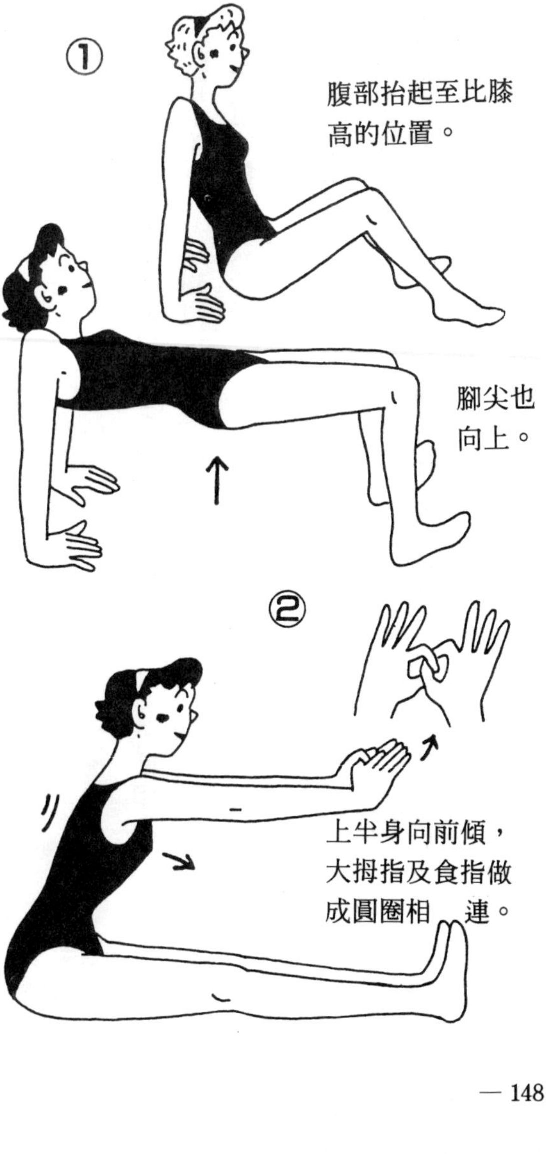
①
腹部抬起至比膝高的位置。
腳尖也向上。
②
上半身向前傾，大拇指及食指做成圓圈相連。

型Ⅲ的練習——③④

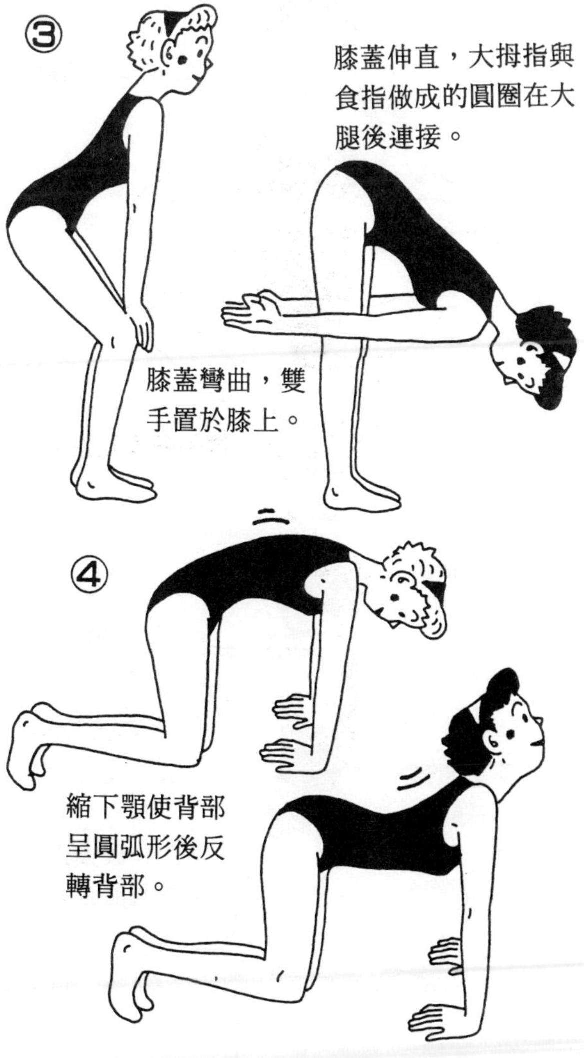
③
膝蓋伸直，大拇指與
食指做成的圓圈在大
腿後連接。
膝蓋彎曲，雙
手置於膝上。
④
縮下顎使背部
呈圓弧形後反
轉背部。

型Ⅲ的練習——⑤⑥

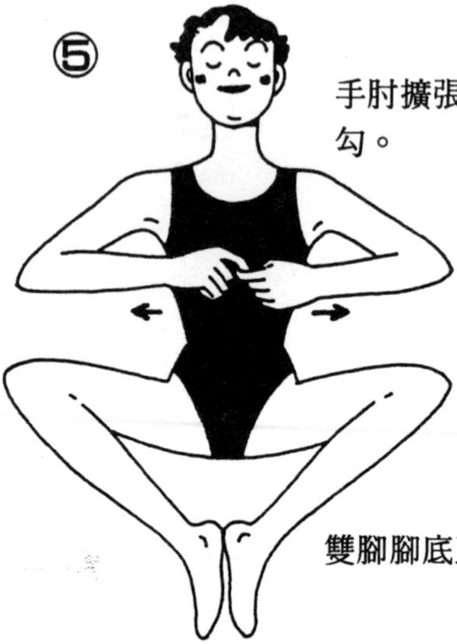
⑤
手肘擴張，食指互勾。
雙腳腳底互靠。

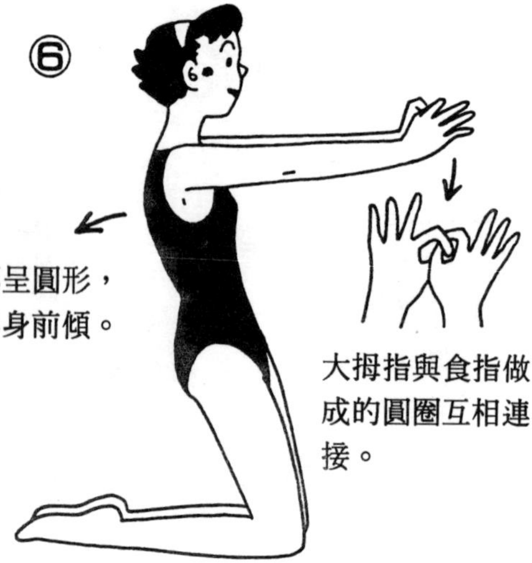
⑥
背部呈圓形，上半身前傾。
大拇指與食指做成的圓圈互相連接。

型Ⅲ的練習——⑦⑧

⑦

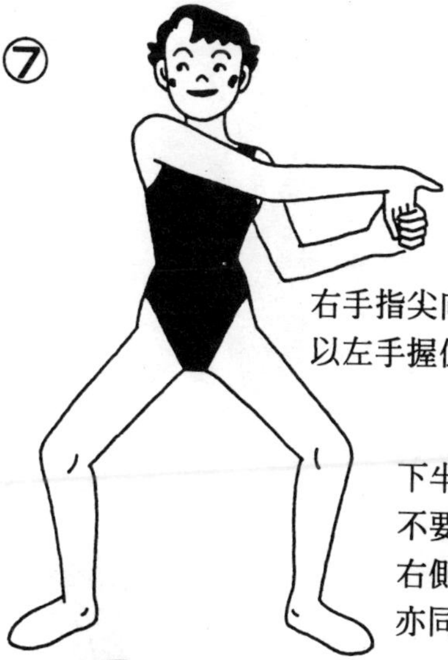

右手指尖向下伸，以左手握住。

下半身及手不要動，看右側。反向亦同。

⑧

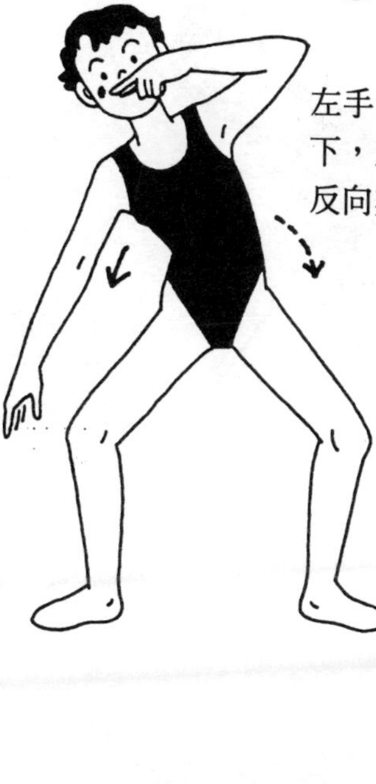

左手食指腹置於鼻下，上身向右倒。反向亦同。

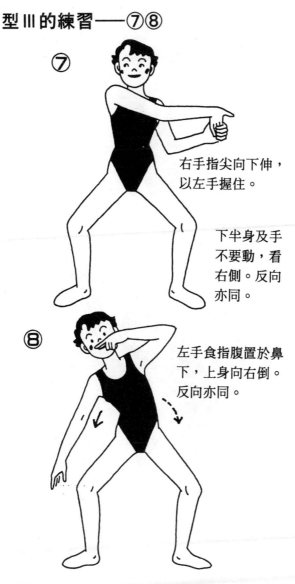

型Ⅲ的練習——⑨⑩

⑨

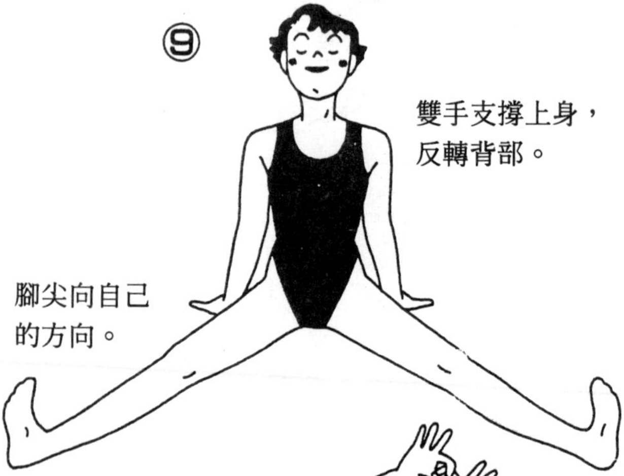

雙手支撐上身，
反轉背部。

腳尖向自己
的方向。

⑩

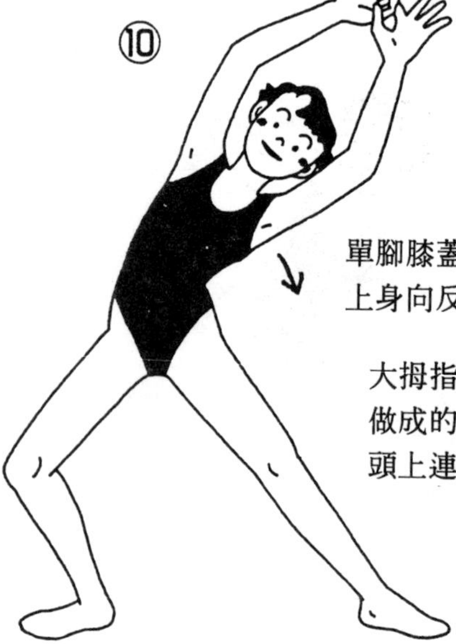

單腳膝蓋彎曲，
上身向反側倒。

大拇指與食指
做成的圓圈在
頭上連接。

型Ⅲ的練習——⑪⑫

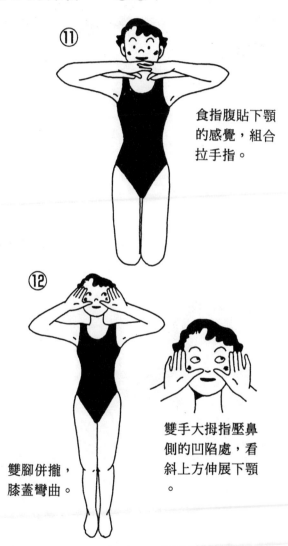

⑪

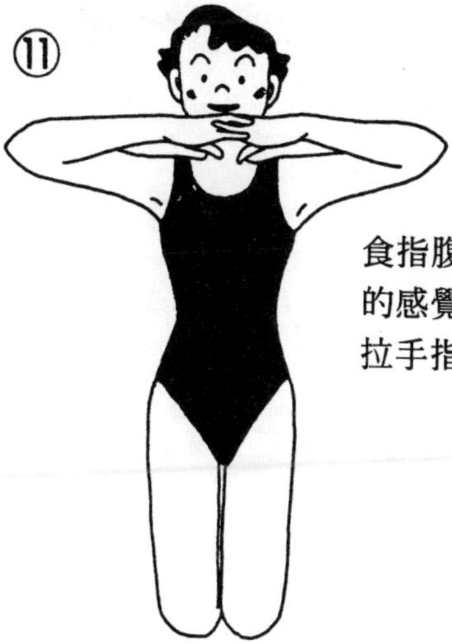

食指腹貼下顎的感覺，組合拉手指。

⑫

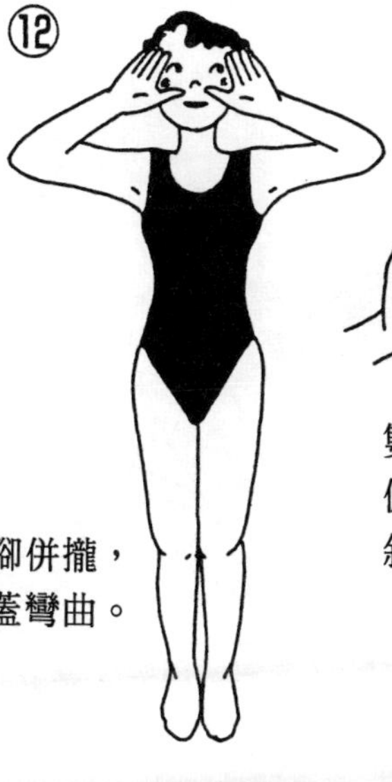

雙手大拇指壓鼻側的凹陷處，看斜上方伸展下顎。

雙腳併攏，膝蓋彎曲。

型Ⅲ的練習——⑬⑭

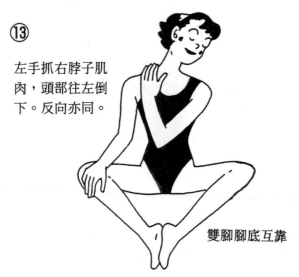

⑬

左手抓右脖子肌
肉，頭部往左倒
下。反向亦同。

雙腳腳底互靠

⑭

腰往後拉，下
顎伸展。

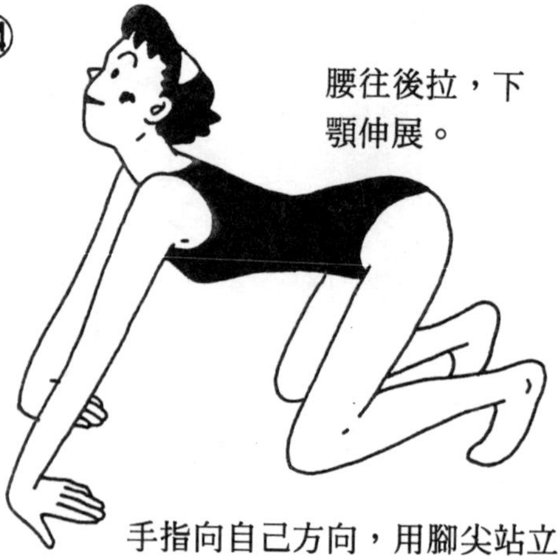

手指向自己方向，用腳尖站立。

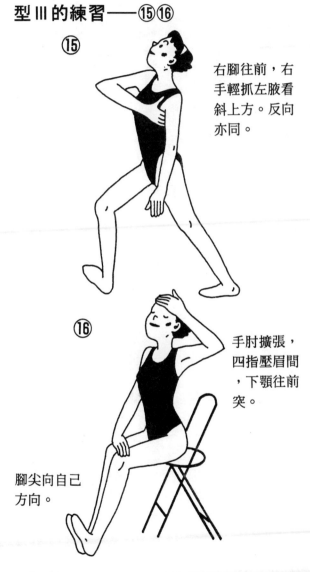

型Ⅲ的練習——⑮⑯

⑮

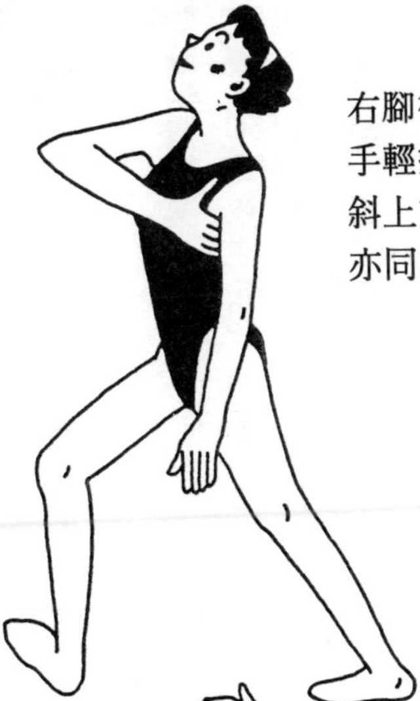

右腳往前，右手輕抓左腋看斜上方。反向亦同。

⑯

手肘擴張，四指壓眉間，下顎往前突。

腳尖向自己方向。

右膝彎曲、左腳伸直，上身向左倒。

雙手以大拇指和食指做成的圓圈在頭上結合。此時伸展頸部看手指。大拇指和食指以外的指頭伸直。

從鼻子吸氣、口慢慢吐氣後自然呼吸即可（四十秒）。

回到正面，雙手放鬆，反向練習（四十秒）。

⑪雙腳併攏跪地

胸部擴張，腳後跟立起，雙手交叉。

食指腹靠住下顎的感覺，組合的手指互拉。

從鼻子吸氣、口吐氣（四十秒）。

⑫雙腳併攏站立

膝蓋彎曲，右手大拇指壓右側、左手大拇指壓左側鼻子側面凹陷處。以不妨礙呼吸的程度為宜。

看斜上方伸展下顎（四十秒）。
擴胸伸展背部。

⑬腳底互靠而坐

左手輕抓右頸肌肉（胸鎖乳突肌），頸部往左側（四十秒）。
反側同樣練習（四十秒）。

⑭四肢著地

手指尖朝自己，用腳尖站立。
鼻子吸氣、口吐氣，腰往後拉伸展下顎（四十秒）。

⑮雙腳打開比肩略寬站立，右腳向前

右手輕抓左腋，手肘擴張。
頸部不要出力往斜上方看。

從鼻子吸氣、口吐氣（四十秒）。

手腳交換進行相同練習（四十秒）。

⑯坐在椅子正中央，腳尖向自己

好像摸摸看有沒有發燒的樣子，四根手指併攏壓眉間。此時手肘向外張開，下顎突出。

從鼻子吸氣、口慢慢吐氣（三十秒）。

換手進行相同練習（三十秒）。

相對於前面伸展的下顎及頸部，這是用手在後方加反力量的練習。

創造不鬆弛的腹、背、臀

型Ⅳ的練習

藉此練習，可預防此類型人將來容易肥胖的腰、背浮腫。

請看圖。臉與身體的線區一目瞭然。

線區怎麼流通呢？

順著臉頰、口部四周、下顎、耳上髮際、頸、乳頭、肚臍四周、大腿至膝蓋外側、腳的二趾、大腳趾至大腿內側、側腹、腋下的方向。

此線區周圍的肌肉呈運動不足狀態，或因緊張造成血管收縮、血液循環不良，會導致身體鬆軟肥胖，ＮＳ磁氣平衡當然混亂。

此類型的人，下腹全體鬆弛，腹部有易冷傾向。不但如此，從鏡中也可看見臉頰的贅肉開始鬆弛。

型IV的線區

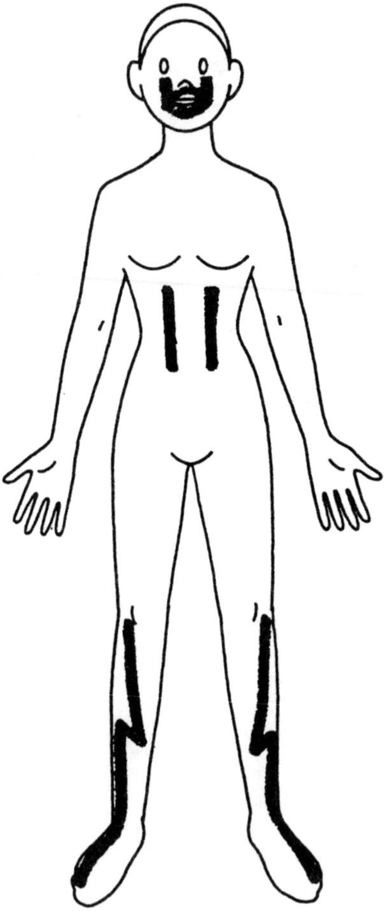

若是放任不管，則慢慢會變成腰部浮腫肥胖、臀部鬆弛、背部浮腫肥胖。

練習時間不夠充裕怎麼辦？這時請充分活動腋下及膝蓋內側，擴張手肘及下顎，即可達到良效。

〈型Ⅳ的十六種練習——**從當中選一種。**〉

功能：消除下腹贅肉、背部贅肉、提高臀部。

重點：以肚臍下方、肚臍四周為中心，充分活動膝蓋內側（腿窩）。擴張手肘，注意下顎及腋下。

練習請參考一六六～一七三頁的插圖。但插圖只有簡單說明，請仔細閱讀本文的方法介紹。

①俯臥

雙腳打開比肩略寬，膝蓋彎曲。

手肘伸展，上半身及臉部抬起。同時腳跟往臀部靠（六十秒）。

從鼻子吸氣、口吐氣。

接著自然呼吸。

②四肢著地

手指儘量朝向自己方向。

右膝向側抬，請讓膝與背在同一高度。腳尖盡量往自己方向（四十秒）。

另一腳也同樣練習（四十秒）。

縮下顎使背部呈圓弧狀，腹部往內縮（四十秒）。

鼻子吸氣、口慢慢吐氣。

接著自然呼吸。

③仰躺

雙腳打開比肩寬。

腰往上抬，保持此姿勢，雙手分叉四十次（四十秒）。

從鼻子吸氣、口慢慢吐氣。

接著自然呼吸。

④雙腳併攏膝蓋彎曲仰躺

腰稍微上抬，靜止六十秒。此時肛門周圍用力。

鼻子吸氣、口慢慢吐氣。

接著自然呼吸。

⑤雙腳打開比肩寬

兩手置於肩上，雙膝向外打開彎曲靜止（四十秒）。

鼻子吸氣、口慢慢吐氣後自然呼吸。

⑥仰躺

雙腳打開比肩寬。

右手放在頭後，左手與肩同高，手掌向地板。

鼻子吸氣，口慢慢吐氣，臉與上半身抬起。右手肘向左膝靜止六秒。

換另一側進行六秒，以此為一組。

反覆做五組。

⑦仰躺

雙腳打開比肩寬。

雙手置於頭後，鼻子吸氣、口吐氣。

臉慢慢抬起來靜止十秒。

恢復原來姿勢略做休息為一組。

反覆做五組。

⑧坐在地板上

雙腳打開與肩同寬。

雙膝略向外開，雙手置於膝上。
鼻子吸氣、口慢慢吐氣，縮下顎，上身倒下背呈圓弧狀（四十秒靜止）。

⑨仰躺

雙手置於頭後，雙膝併攏彎曲。
配合鼻子吸氣、口吐氣，臉往上抬。
雙腳往上伸直靜止七秒後，慢慢復原。
以此為一組。

型Ⅳ的練習——①②

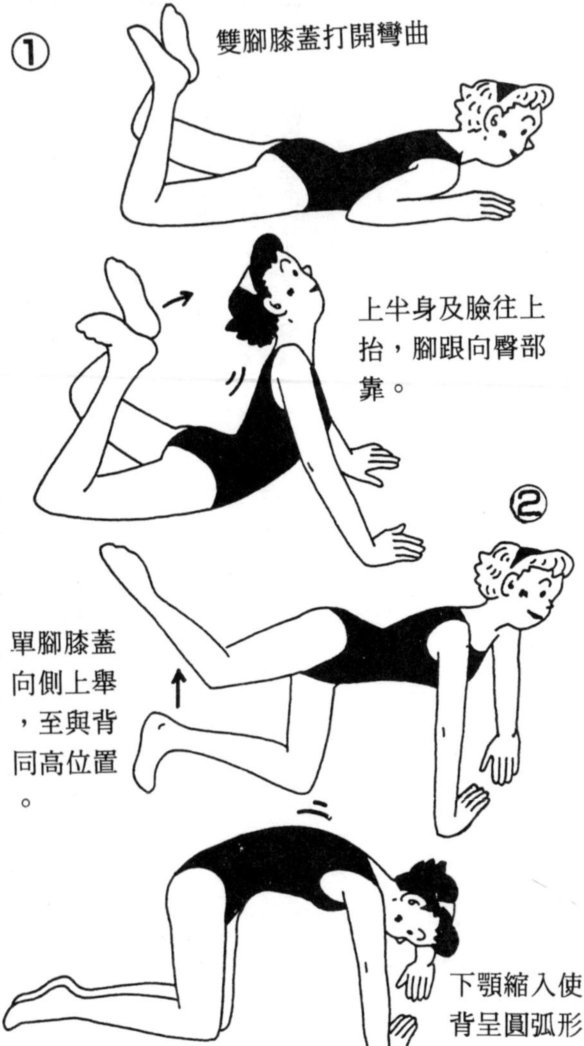
①
雙腳膝蓋打開彎曲
上半身及臉往上
抬，腳跟向臀部
靠。
②
單腳膝蓋
向側上舉
，至與背
同高位置
。
下顎縮入使
背呈圓弧形
。

型IV的練習——③④

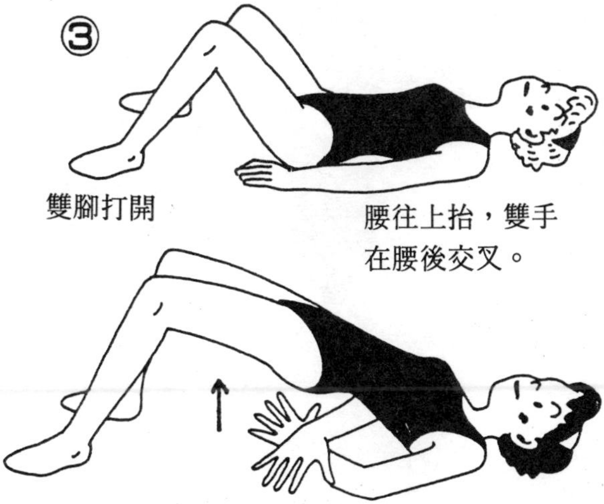
③
雙腳打開
腰往上抬，雙手
在腰後交叉。

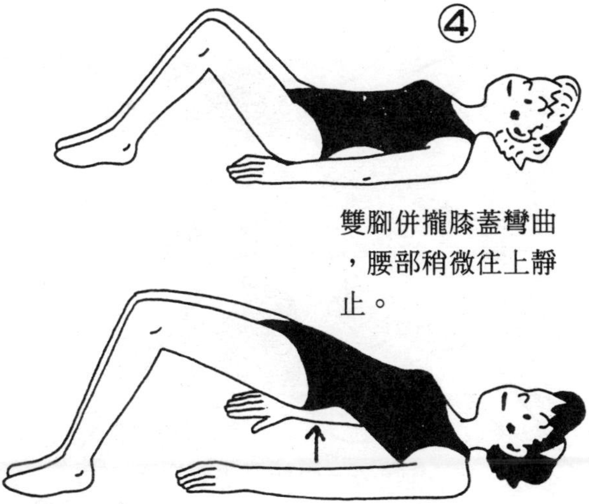
④
雙腳併攏膝蓋彎曲
，腰部稍微往上靜
止。

型Ⅳ的練習——⑤⑥

⑤

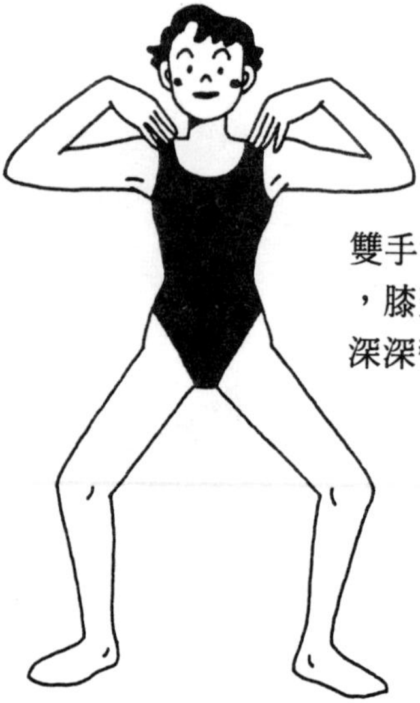

雙手置於肩上，膝蓋向外側深深彎曲。

⑥

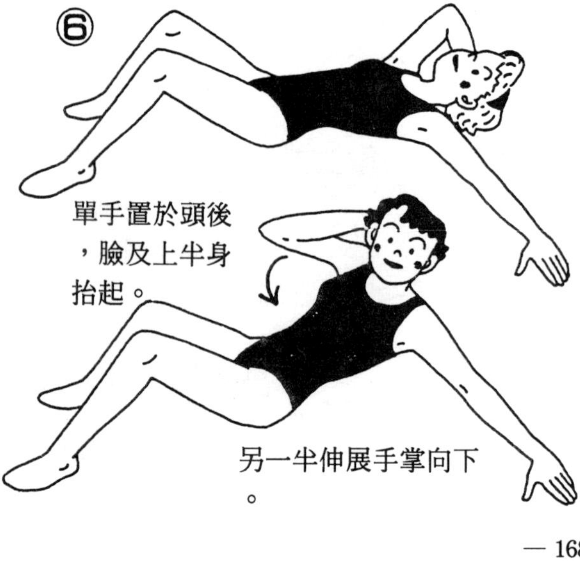

單手置於頭後，臉及上半身抬起。

另一半伸展手掌向下。

型Ⅳ的練習——⑦⑧

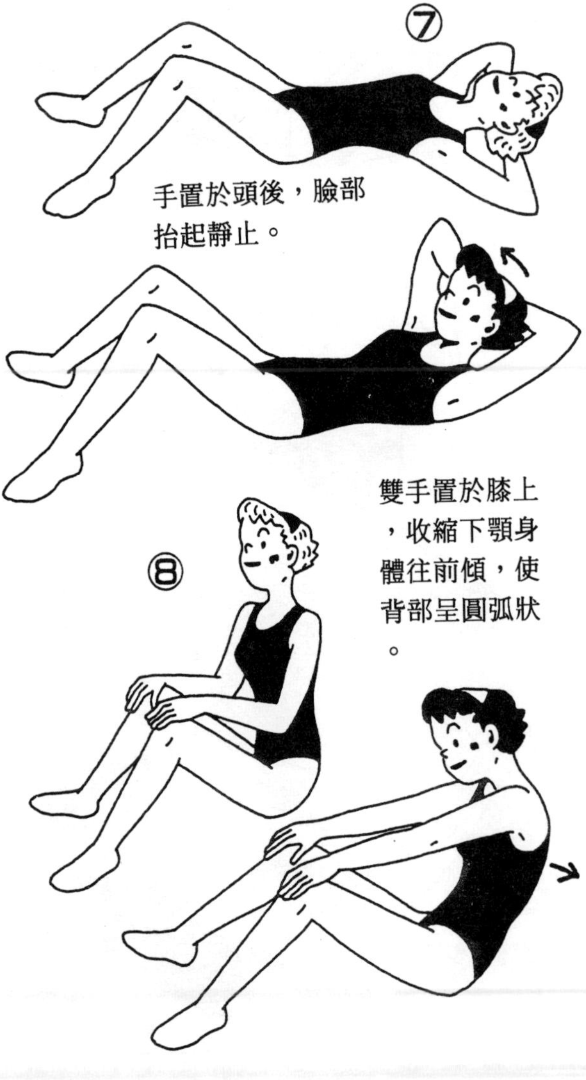
⑦
手置於頭後，臉部抬起靜止。
⑧
雙手置於膝上，收縮下顎身體往前傾，使背部呈圓弧狀。

型IV的練習——⑨⑩

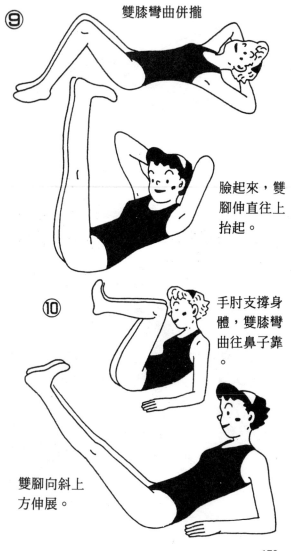

⑨

雙膝彎曲併攏

臉起來，雙腳伸直往上抬起。

⑩

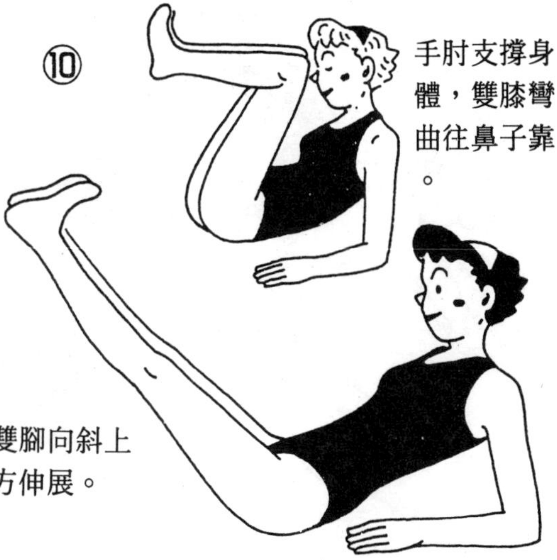

手肘支撐身體，雙膝彎曲往鼻子靠。

雙腳向斜上方伸展。

型IV的練習——⑪⑫

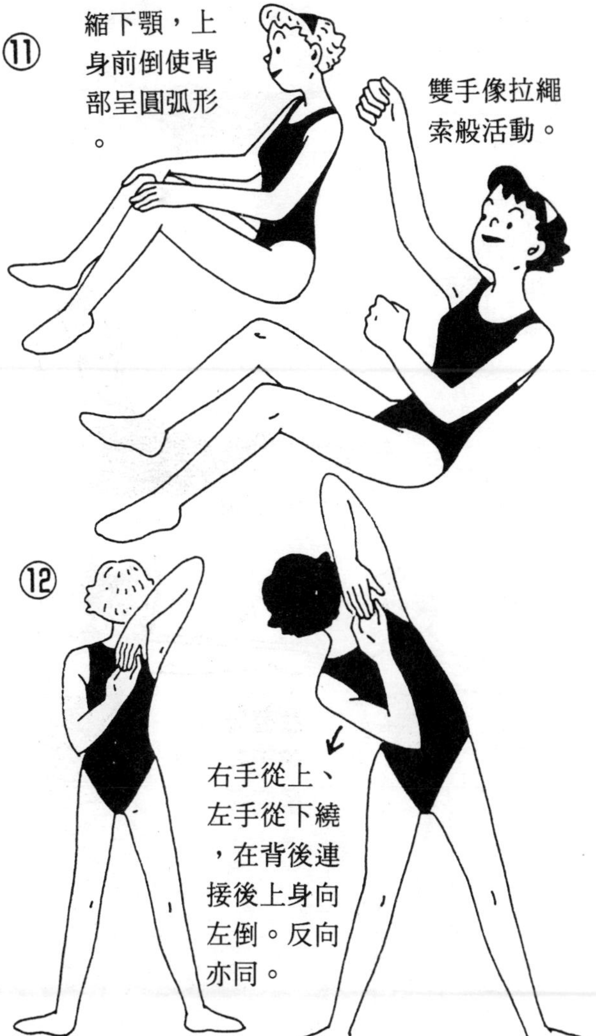
⑪
縮下顎，上身前倒使背部呈圓弧形。
雙手像拉繩索般活動。
⑫
右手從上、左手從下繞，在背後連接後上身向左倒。反向亦同。

型Ⅳ的練習——⑬⑭

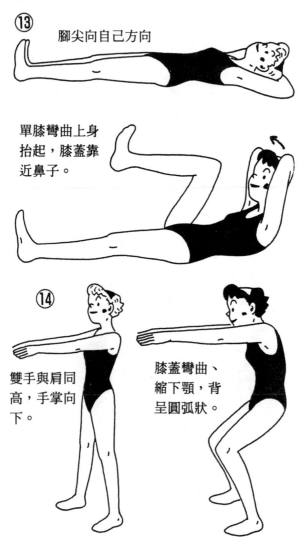

⑬

腳尖向自己方向

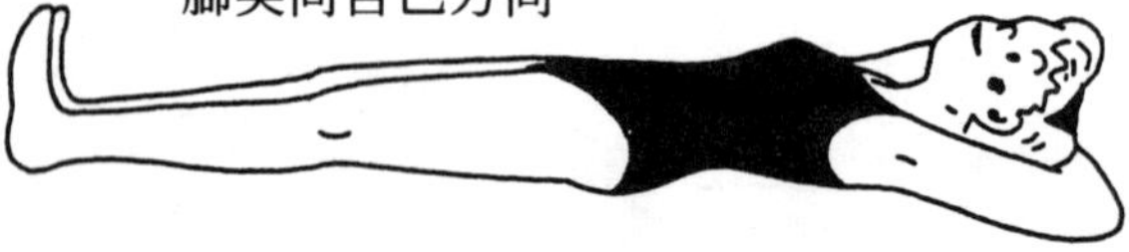

單膝彎曲上身抬起，膝蓋靠近鼻子。

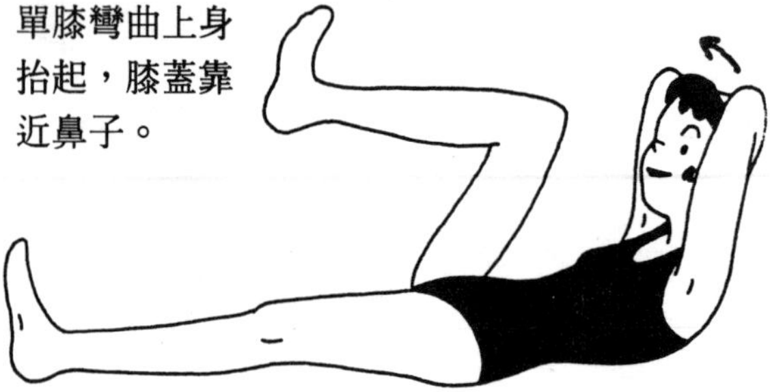

⑭

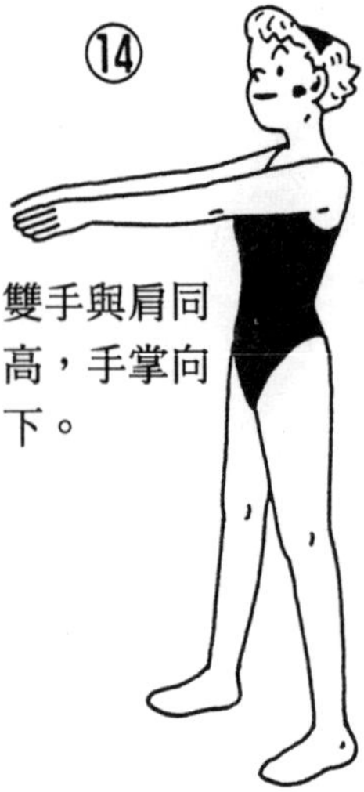

雙手與肩同高，手掌向下。

膝蓋彎曲、縮下顎，背呈圓弧狀。

型IV的練習——⑮⑯

⑮

雙手手掌向天花板，輕輕將顴骨抬起。

下顎收縮，傾倒上身使背呈圓弧形。

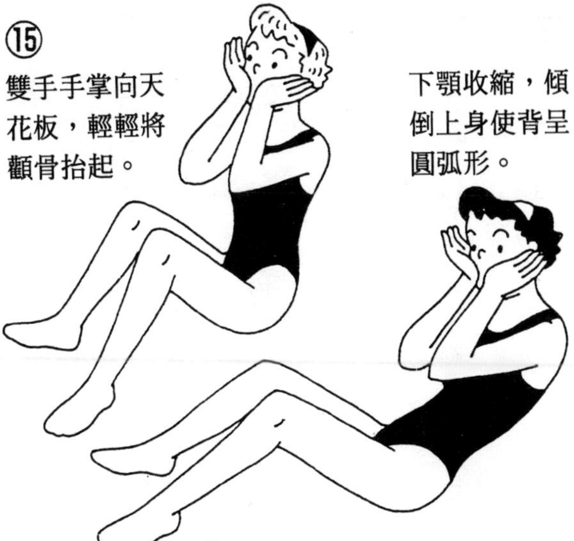

⑯

四指併攏壓口角，腰往上抬。

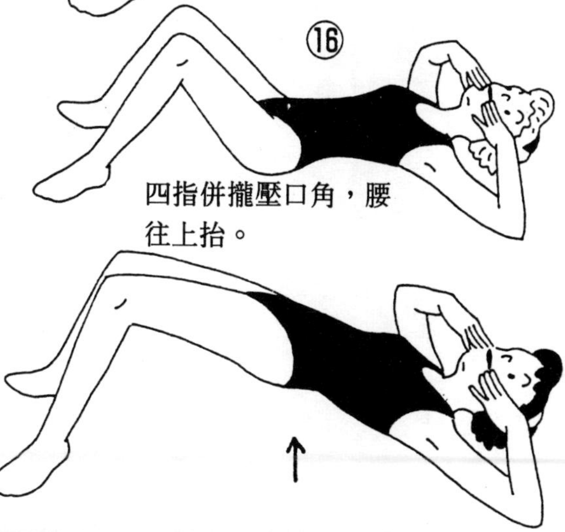

反覆做五組。

⑩坐在地板上

手肘靠在地板上支撐上半身。

配合鼻子吸氣、口吐氣，雙腳往斜上方伸展。

靜止七秒後復原為一組。

反覆做五組。

⑪雙腳併攏坐在地板上

縮下顎，上半身往前倒使背部呈圓弧形。

配合鼻子吸氣、口吐氣，雙手交互拉一條繩子狀地運動。以右手二～三秒、左手二～三秒的方式慢慢交互從上往下拉。

右手與左手為一組。

反覆做八組。

⑫雙腳打開比肩略寬

腳尖朝外。

右手從上、左手從下繞，雙手在背部組合。

隨著鼻子吸氣、口吐氣，上半身向左倒。靜止三十秒。相反側也同樣練習。

雙手無法完全碰觸，只在附近亦可。

結束後雙手放鬆。

⑬仰躺在地上

雙手置於頭後。

腳尖朝自己方向。

隨著鼻子吸氣、口慢慢吐氣，右膝彎曲身體抬起，右膝在鼻子附近靜止（三十秒）。

恢復原狀後休息一下，接著左膝彎曲身體抬起，靜止三十秒。

⑭雙腳打開比肩略寬

腳尖與腳跟呈一直線。

雙手伸起與肩同高，手掌向下。

膝蓋彎曲背呈圓弧狀，縮下顎靜止四十秒。

⑮坐在地板上

雙膝打開比肩稍寬。

雙手手掌向天花板，將顴骨輕輕往上抬。

縮下顎，上半身前倒使背部呈圓弧狀（靜止三十秒）。

⑯仰躺

雙腳打開比肩寬。

雙手四指併攏置於嘴角邊，腰往上抬起（靜止四十秒）。

鼻子吸氣、口慢慢吐氣。

接著自然呼吸即可。

創造最佳曲線

型V的練習

藉此練習可使胸部位置高挺，消除胸部周圍的浮腫或鬆弛。同時對於此類型人以後容易肥胖的手臂及下腹，也有預防效果。

請看臉與身體的線區。

此線區包括臉的輪廓線、頸、肩、肩胛骨，以及腋下至小指的手內側及外側。

此區顯示與體內造血作用，心臟作用有關的循環器官系統狀態。

因減肥失敗而導致高血壓、低血壓時，或因嚴重便秘造成惡性貧血時，此區便會顯現其狀態。

因為這些線區周圍的肌肉未充分使用，或因緊張使血管收縮、水分代謝不良時，會導致身體浮腫肥胖，ＮＳ磁氣平衡混亂。

型V的線區

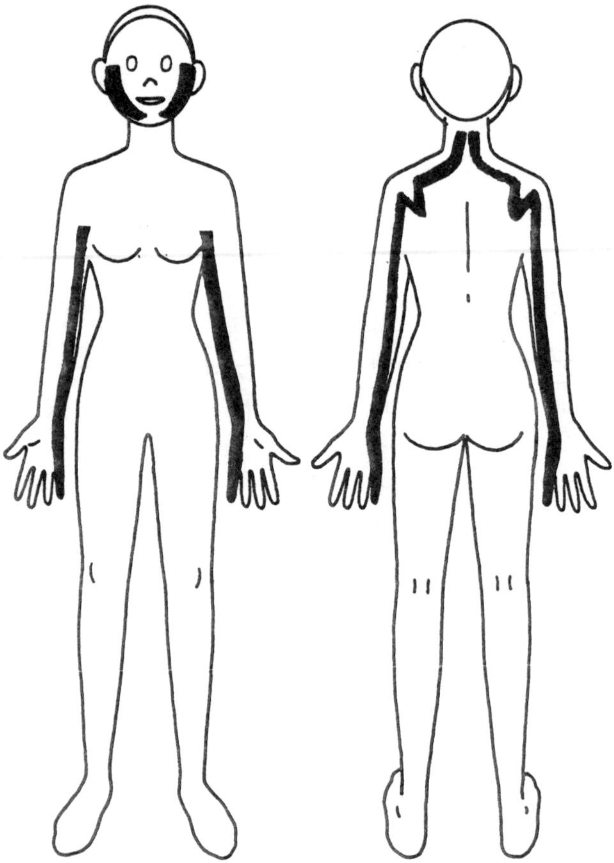

型V的人好像多半有胸側浮腫鬆弛，後頸部肌肉易冷的煩惱。疲勞感強烈也是一大特徵。不知是否因為緊張生活所造成，夜晚咬牙的人多，嘴部一用力，腮部就會擴張的人也不少。

若放任不管，會造成手臂、下腹鬆弛肥胖。

時間不夠充裕時，至少要充分轉動手肘，或擴張肘部牽引小指、按摩小指均可。

〈型V的十六種練習——**從當中選一種。**〉

功能：使胸部高挺，手臂變細。

重點：以小指側為中心，充分使用手的練習。充分活動膝蓋與手肘。

練習請參考一八二～一八九頁的插圖。但插圖只有簡單的說明，請仔細閱讀本文方法介紹。

①雙腳併攏站立

雙手小指併攏豎立，其餘手指交叉，手腕及手肘互靠。

手肘往胸部靠的同時，膝蓋彎曲靜止（三十秒）。

鼻子吸氣、口吐氣後自然呼吸即可。

②坐在椅子邊緣

雙手在胸前手指交叉，只有小指豎立。
手肘擴張，腳底踏地板，腰部慢慢向右轉。
鼻子吸氣、口吐氣後自然呼吸（三十秒）。
反向亦同樣練習（三十秒）。

③四肢著地

手呈八字形向前，雙腳打開與肩同寬。
小指與無名指浮起，手肘彎曲靜止（三十秒）。
鼻子吸氣、口吐氣後自然呼吸即可。

④雙腳併攏站立

腳向後跨一大步。前腳腳尖向外，後腳直線放置。
擴胸反轉背部，雙肘輕輕彎曲（三十秒）。
另一腳也同樣練習（三十秒）。

⑤盤坐

雙手在背後組合，手指甲朝外。
雙手稍微上揚，擴胸反轉背部（四十秒）。
鼻子吸氣、口吐氣後自然呼吸即可。

⑥雙腳打開比肩寬站立

雙膝彎曲，雙手在背後組合，手指甲朝外，稍微上揚後靜止（四十秒）。
鼻子吸氣、口吐氣後自然呼吸即可。

⑦雙腳併攏站立

手握拳置於胸側，一邊輕壓，膝蓋一邊深深彎曲（四十秒）。
鼻子吸氣、口吐氣後自然呼吸。

⑧雙腳打開比肩稍寬站立

右手的食指指腹置於左胸上的大胸肌，擴張手肘。
雙膝深深彎曲，頸子往右倒（四十秒）。
反向亦同樣練習（四十秒）。

⑨四肢著地

雙手手指向前，膝與肩同寬。
右手碰右耳，手肘朝向天花板往斜上方看（四十秒）。
鼻子吸氣、口吐氣後自然呼吸即可。
反向亦同樣練習。

型Ｖ的練習——①②

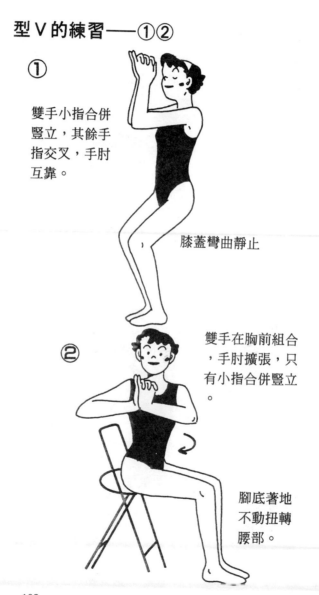

①

雙手小指合併豎立，其餘手指交叉，手肘互靠。

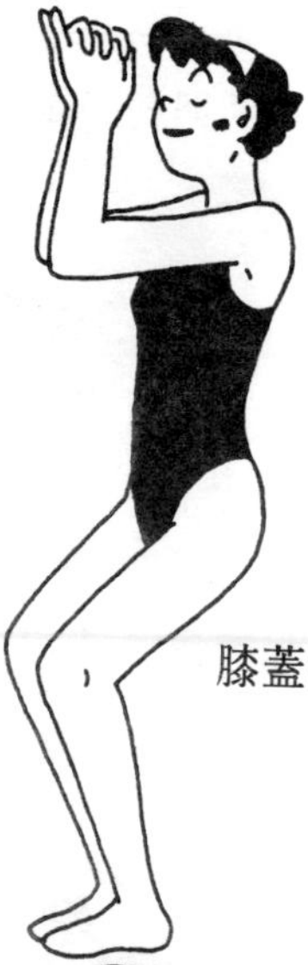

膝蓋彎曲靜止

②

雙手在胸前組合，手肘擴張，只有小指合併豎立。

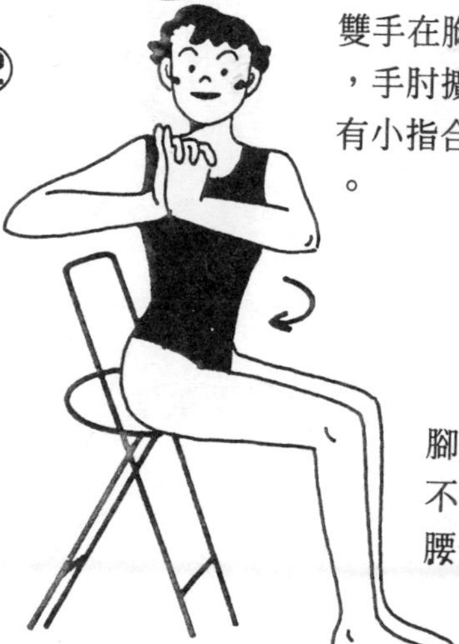

腳底著地不動扭轉腰部。

型V的練習——③④

③

手呈八字，腳與肩同寬。

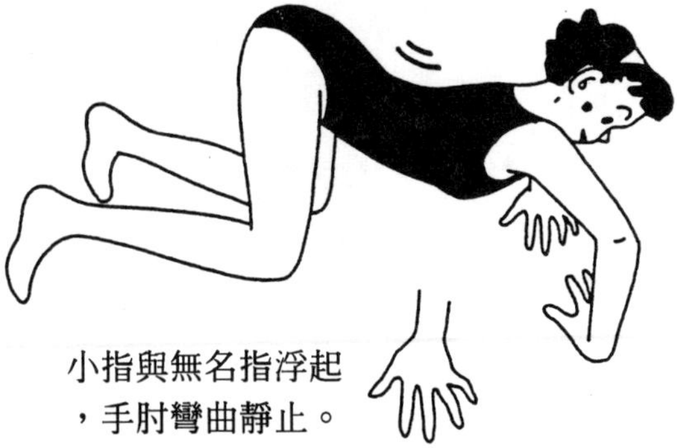
小指與無名指浮起
，手肘彎曲靜止。

④

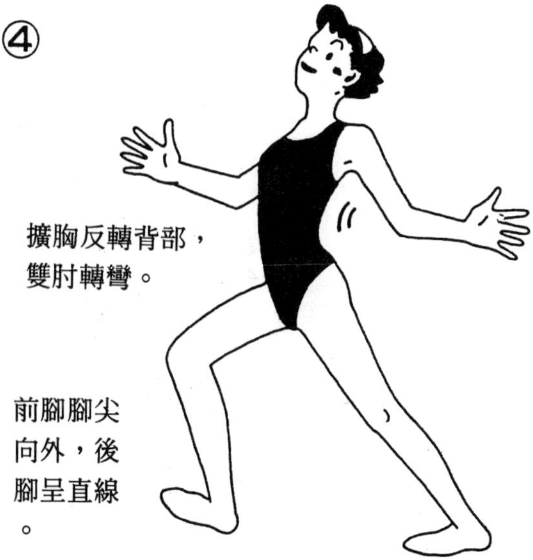
擴胸反轉背部，
雙肘轉彎。
前腳腳尖
向外，後
腳呈直線
。

型V的練習——⑤⑥

⑤

盤坐，手在背後交叉，手指往外。

手稍微往上舉，擴胸反轉背部。

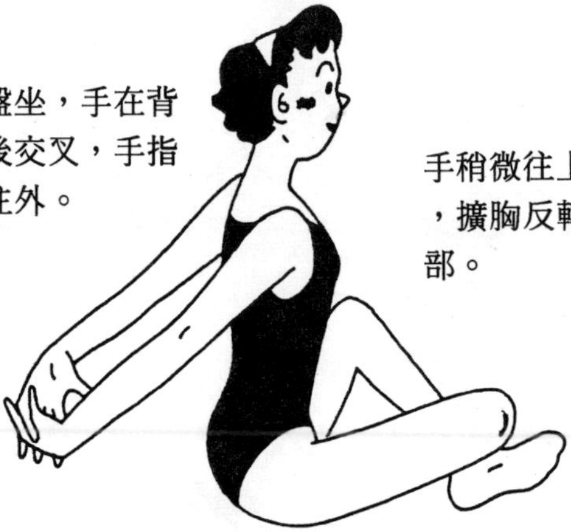

⑥

手在背後交叉，手指向外上舉。

雙膝輕彎

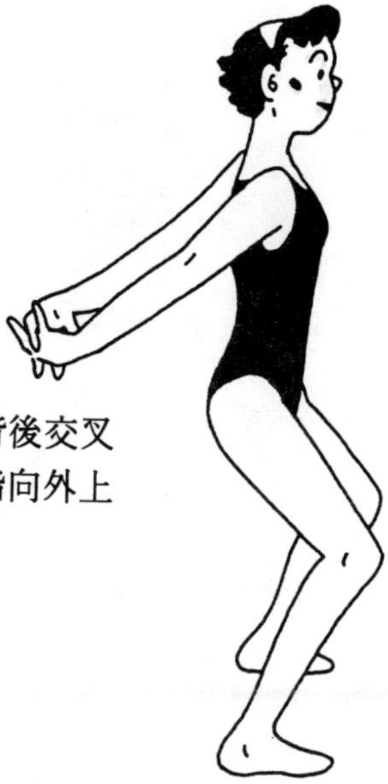

型Ｖ的練習——⑦⑧

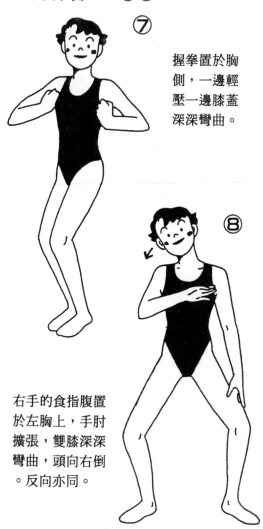

⑦

握拳置於胸側，一邊輕壓一邊膝蓋深深彎曲。

⑧

右手的食指腹置於左胸上，手肘擴張，雙膝深深彎曲，頭向右倒。反向亦同。

型V的練習——⑨⑩

⑨

單手觸耳，手
肘向天花板往
斜上方看。

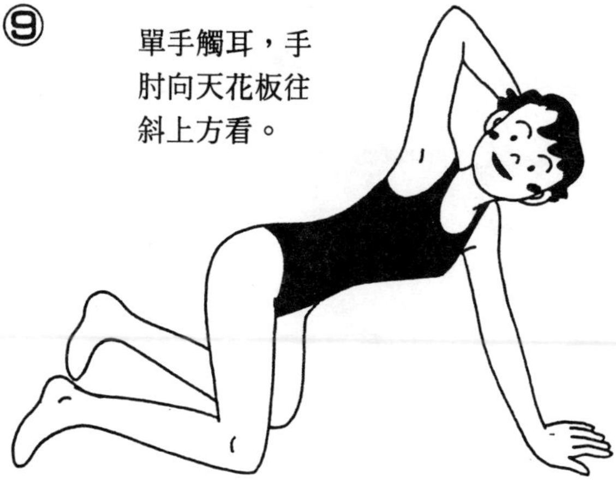

⑩

手的小指與無名
指浮起，臉與上
半抬起，反轉背
部。

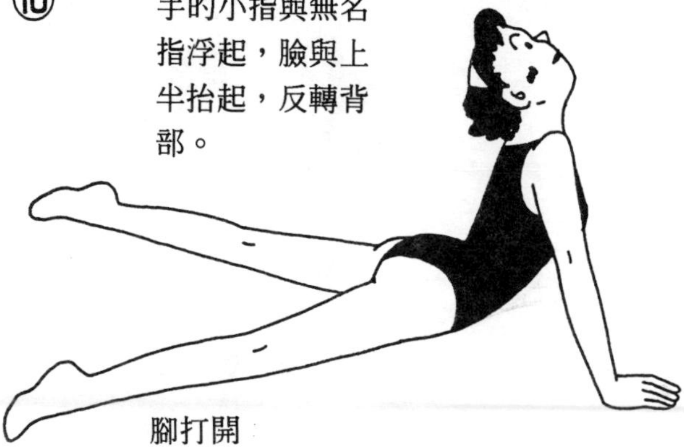

腳打開

型V的練習——⑪⑫

⑪

握拳於胸前之後，好像肩胛骨與肩胛骨要靠近一樣擴張胸部，頸部不要用力。

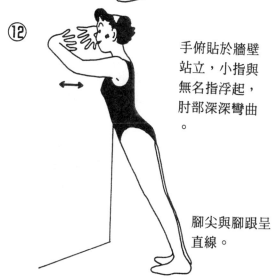

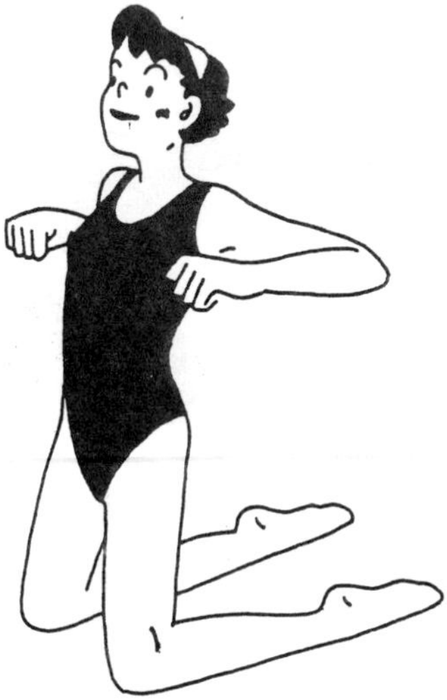

⑫

手俯貼於牆壁站立，小指與無名指浮起，肘部深深彎曲。

腳尖與腳跟呈直線。

型V的練習——⑬⑭

⑬

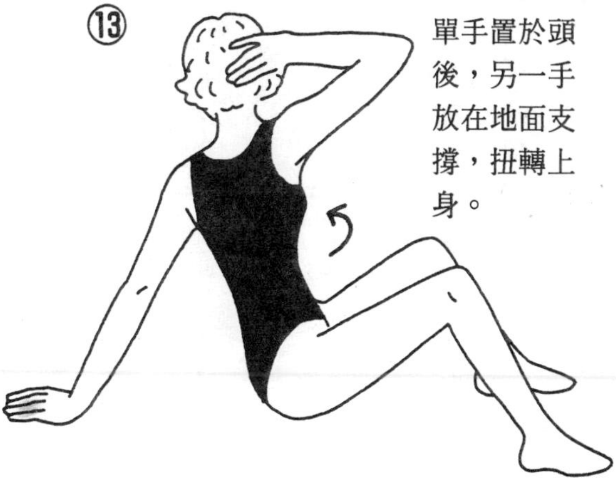

單手置於頭後，另一手放在地面支撐，扭轉上身。

⑭

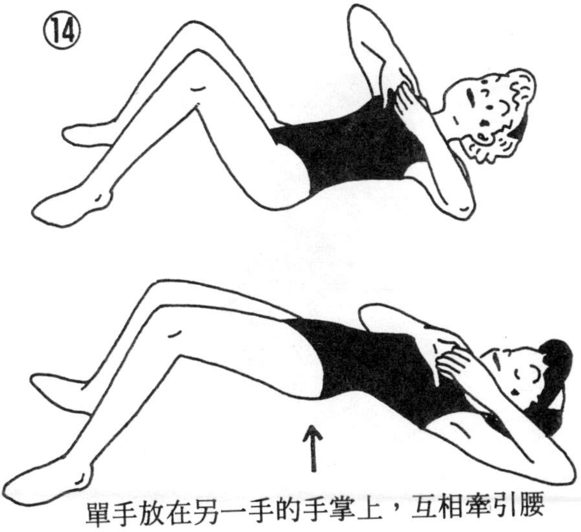

單手放在另一手的手掌上，互相牽引腰部抬起。

型V的練習——⑮⑯

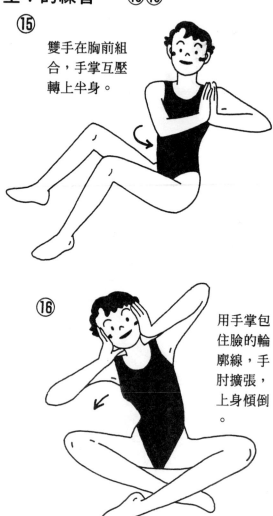

⑮

雙手在胸前組合，手掌互壓轉上半身。

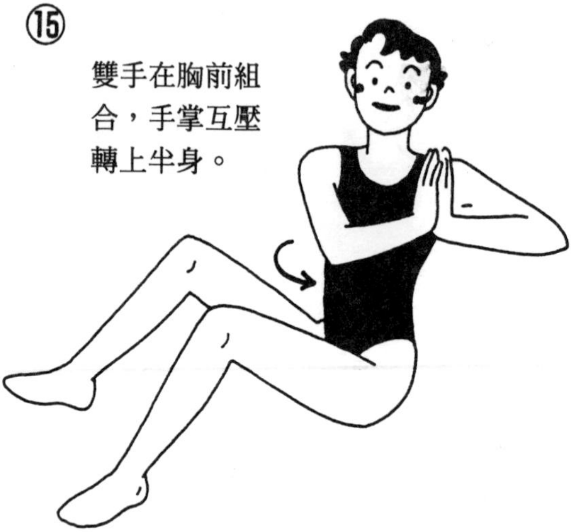

⑯

用手掌包住臉的輪廓線，手肘擴張，上身傾倒。

腳盤坐

⑩俯臥地板

腳打開比肩寬，雙手手肘伸展。

手的小指及無名指浮起，臉與上半身揚起，背部反轉。腰部用力時注意腰痛（六十秒）。

鼻子吸氣、口吐氣後自然呼吸。

⑪雙膝著地

雙膝之間間隔二個拳頭寬。

手握拳置於胸前後，好像肩胛骨與肩胛骨要接合般地擴胸。

此時頸部不要用力（六十秒）。

鼻子吸氣、口吐氣後自然呼吸。

⑫雙腳打開比肩寬

手靠牆壁或桌子立起，腳尖與腳跟呈直線，手肘請深深彎曲。手的小指與無名指浮起

（三十秒）。

鼻子吸氣、口吐氣後自然呼吸。

⑬坐在地板上

雙膝打開比肩寬，右手置於頭後，左手靠在地板。右手肘向斜後上方，扭轉上半身（四十秒）。反向亦同樣練習（四十秒）。鼻子吸氣、口吐氣後自然呼吸。

⑭仰躺

雙腳打開比肩寬。右手放在左手手掌上，互拉使腰上抬（四十秒）。鼻子吸氣、口吐氣後自然呼吸。反向亦同樣練習。

⑮坐在地板上，雙膝打開比肩寬

雙手在胸前併攏，手掌互壓，上半身慢慢向左轉（三十秒）。

回到正面，雙手放鬆後，反向亦同樣練習（三十秒）。

鼻子吸氣、口吐氣後自然呼吸。

⑯盤腿而坐

手掌包住臉的輪廓，擴張肘部，上半身慢慢向右倒（四十秒）。

回到正面，手放下放鬆後，反向亦同樣練習（四十秒）。

鼻子吸氣、口吐氣後自然呼吸。

大展出版社有限公司	圖書目錄
地址：台北市北投區11204 致遠一路二段12巷1號 郵撥： 0166955～1	電話：(02) 8236031 8236033 傳眞：(02) 8272069

•法律專欄連載• 電腦編號 58

台大法學院 法律學系／策劃
法律服務社／編著

①別讓您的權利睡著了1	200元
②別讓您的權利睡著了2	200元

•秘傳占卜系列• 電腦編號 14

①手相術	淺野八郎著	150元
②人相術	淺野八郎著	150元
③西洋占星術	淺野八郎著	150元
④中國神奇占卜	淺野八郎著	150元
⑤夢判斷	淺野八郎著	150元
⑥前世、來世占卜	淺野八郎著	150元
⑦法國式血型學	淺野八郎著	150元
⑧靈感、符咒學	淺野八郎著	150元
⑨紙牌占卜學	淺野八郎著	150元
⑩ＥＳＰ超能力占卜	淺野八郎著	150元
⑪猶太數的秘術	淺野八郎著	150元
⑫新心理測驗	淺野八郎著	160元
⑬塔羅牌預言秘法	淺野八郎著	200元

•趣味心理講座• 電腦編號 15

①性格測驗1	探索男與女	淺野八郎著	140元
②性格測驗2	透視人心奧秘	淺野八郎著	140元
③性格測驗3	發現陌生的自己	淺野八郎著	140元
④性格測驗4	發現你的真面目	淺野八郎著	140元
⑤性格測驗5	讓你們吃驚	淺野八郎著	140元
⑥性格測驗6	洞穿心理盲點	淺野八郎著	140元
⑦性格測驗7	探索對方心理	淺野八郎著	140元
⑧性格測驗8	由吃認識自己	淺野八郎著	140元

⑨性格測驗 9　戀愛知多少　淺野八郎著　160元
⑩性格測驗10　由裝扮瞭解人心　淺野八郎著　160元
⑪性格測驗11　敲開內心玄機　淺野八郎著　140元
⑫性格測驗12　透視你的未來　淺野八郎著　140元
⑬血型與你的一生　淺野八郎著　160元
⑭趣味推理遊戲　淺野八郎著　160元
⑮行爲語言解析　淺野八郎著　160元

・婦 幼 天 地・電腦編號16

①八萬人減肥成果　黃靜香譯　180元
②三分鐘減肥體操　楊鴻儒譯　150元
③窈窕淑女美髮秘訣　柯素娥譯　130元
④使妳更迷人　成　玉譯　130元
⑤女性的更年期　官舒妍編譯　160元
⑥胎內育兒法　李玉瓊編譯　150元
⑦早產兒袋鼠式護理　唐岱蘭譯　200元
⑧初次懷孕與生產　婦幼天地編譯組　180元
⑨初次育兒12個月　婦幼天地編譯組　180元
⑩斷乳食與幼兒食　婦幼天地編譯組　180元
⑪培養幼兒能力與性向　婦幼天地編譯組　180元
⑫培養幼兒創造力的玩具與遊戲　婦幼天地編譯組　180元
⑬幼兒的症狀與疾病　婦幼天地編譯組　180元
⑭腿部苗條健美法　婦幼天地編譯組　180元
⑮女性腰痛別忽視　婦幼天地編譯組　150元
⑯舒展身心體操術　李玉瓊編譯　130元
⑰三分鐘臉部體操　趙薇妮著　160元
⑱生動的笑容表情術　趙薇妮著　160元
⑲心曠神怡減肥法　川津祐介著　130元
⑳內衣使妳更美麗　陳玄茹譯　130元
㉑瑜伽美姿美容　黃靜香編著　150元
㉒高雅女性裝扮學　陳珮玲譯　180元
㉓蠶糞肌膚美顏法　坂梨秀子著　160元
㉔認識妳的身體　李玉瓊譯　160元
㉕產後恢復苗條體態　居理安・芙萊喬著　200元
㉖正確護髮美容法　山崎伊久江著　180元
㉗安琪拉美姿養生學　安琪拉蘭斯博瑞著　180元
㉘女體性醫學剖析　增田豐著　220元
㉙懷孕與生產剖析　岡部綾子著　180元
㉚斷奶後的健康育兒　東城百合子著　220元
㉛引出孩子幹勁的責罵藝術　多湖輝著　170元

㉜培養孩子獨立的藝術	多湖輝著	170元
㉝子宮肌瘤與卵巢囊腫	陳秀琳編著	180元
㉞下半身減肥法	納他夏・史達賓著	180元
㉟女性自然美容法	吳雅菁編著	180元
㊱再也不發胖	池園悅太郎著	170元
㊲生男生女控制術	中垣勝裕著	220元
㊳使妳的肌膚更亮麗	楊　皓編著	170元
㊴臉部輪廓變美	芝崎義夫著	180元
㊵斑點、皺紋自己治療	高須克彌著	180元
㊶面皰自己治療	伊藤雄康著	180元
㊷隨心所欲瘦身冥想法	原久子著	180元
㊸胎兒革命	鈴木丈織著	180元
㊹NS磁氣平衡法塑造窈窕奇蹟	古屋和江著	180元

・青春天地・電腦編號17

①A血型與星座	柯素娥編譯	160元
②B血型與星座	柯素娥編譯	160元
③O血型與星座	柯素娥編譯	160元
④AB血型與星座	柯素娥編譯	120元
⑤青春期性教室	呂貴嵐編譯	130元
⑥事半功倍讀書法	王毅希編譯	150元
⑦難解數學破題	宋釗宜編譯	130元
⑧速算解題技巧	宋釗宜編譯	130元
⑨小論文寫作秘訣	林顯茂編譯	120元
⑪中學生野外遊戲	熊谷康編著	120元
⑫恐怖極短篇	柯素娥編譯	130元
⑬恐怖夜話	小毛驢編譯	130元
⑭恐怖幽默短篇	小毛驢編譯	120元
⑮黑色幽默短篇	小毛驢編譯	120元
⑯靈異怪談	小毛驢編譯	130元
⑰錯覺遊戲	小毛驢編譯	130元
⑱整人遊戲	小毛驢編著	150元
⑲有趣的超常識	柯素娥編譯	130元
⑳哦！原來如此	林慶旺編譯	130元
㉑趣味競賽100種	劉名揚編譯	120元
㉒數學謎題入門	宋釗宜編譯	150元
㉓數學謎題解析	宋釗宜編譯	150元
㉔透視男女心理	林慶旺編譯	120元
㉕少女情懷的自白	李桂蘭編譯	120元
㉖由兄弟姊妹看命運	李玉瓊編譯	130元

㉗趣味的科學魔術	林慶旺編譯	150元
㉘趣味的心理實驗室	李燕玲編譯	150元
㉙愛與性心理測驗	小毛驢編譯	130元
㉚刑案推理解謎	小毛驢編譯	130元
㉛偵探常識推理	小毛驢編譯	130元
㉜偵探常識解謎	小毛驢編譯	130元
㉝偵探推理遊戲	小毛驢編譯	130元
㉞趣味的超魔術	廖玉山編著	150元
㉟趣味的珍奇發明	柯素娥編著	150元
㊱登山用具與技巧	陳瑞菊編著	150元

・健 康 天 地・電腦編號18

①壓力的預防與治療	柯素娥編譯	130元
②超科學氣的魔力	柯素娥編譯	130元
③尿療法治病的神奇	中尾良一著	130元
④鐵證如山的尿療法奇蹟	廖玉山譯	120元
⑤一日斷食健康法	葉慈容編譯	150元
⑥胃部強健法	陳炳崑譯	120元
⑦癌症早期檢查法	廖松濤譯	160元
⑧老人痴呆症防止法	柯素娥編譯	130元
⑨松葉汁健康飲料	陳麗芬編譯	130元
⑩揉肚臍健康法	永井秋夫著	150元
⑪過勞死、猝死的預防	卓秀貞編譯	130元
⑫高血壓治療與飲食	藤山順豐著	150元
⑬老人看護指南	柯素娥編譯	150元
⑭美容外科淺談	楊啟宏著	150元
⑮美容外科新境界	楊啟宏著	150元
⑯鹽是天然的醫生	西英司郎著	140元
⑰年輕十歲不是夢	梁瑞麟譯	200元
⑱茶料理治百病	桑野和民著	180元
⑲綠茶治病寶典	桑野和民著	150元
⑳杜仲茶養顏減肥法	西田博著	150元
㉑蜂膠驚人療效	瀨長良三郎著	180元
㉒蜂膠治百病	瀨長良三郎著	180元
㉓醫藥與生活	鄭炳全著	180元
㉔鈣長生寶典	落合敏著	180元
㉕大蒜長生寶典	木下繁太郎著	160元
㉖居家自我健康檢查	石川恭三著	160元
㉗永恒的健康人生	李秀鈴譯	200元
㉘大豆卵磷脂長生寶典	劉雪卿譯	150元

㉙芳香療法	梁艾琳譯	160元
㉚醋長生寶典	柯素娥譯	180元
㉛從星座透視健康	席拉・吉蒂斯著	180元
㉜愉悅自在保健學	野本二士夫著	160元
㉝裸睡健康法	丸山淳士等著	160元
㉞糖尿病預防與治療	藤田順豐著	180元
㉟維他命長生寶典	菅原明子著	180元
㊱維他命C新效果	鐘文訓編	150元
㊲手、腳病理按摩	堤芳朗著	160元
㊳AIDS瞭解與預防	彼得塔歇爾著	180元
㊴甲殼質殼聚糖健康法	沈永嘉譯	160元
㊵神經痛預防與治療	木下眞男著	160元
㊶室內身體鍛鍊法	陳炳崑編著	160元
㊷吃出健康藥膳	劉大器編著	180元
㊸自我指壓術	蘇燕謀編著	160元
㊹紅蘿蔔汁斷食療法	李玉瓊編著	150元
㊺洗心術健康秘法	竺翠萍編譯	170元
㊻枇杷葉健康療法	柯素娥編譯	180元
㊼抗衰血癒	楊啟宏著	180元
㊽與癌搏鬥記	逸見政孝著	180元
㊾冬蟲夏草長生寶典	高橋義博著	170元
㊿痔瘡・大腸疾病先端療法	宮島伸宜著	180元
51膠布治癒頑固慢性病	加瀨建造著	180元
52芝麻神奇健康法	小林貞作著	170元
53香煙能防止癡呆？	高田明和著	180元
54穀菜食治癌療法	佐藤成志著	180元
55貼藥健康法	松原英多著	180元
56克服癌症調和道呼吸法	帶津良一著	180元
57Ｂ型肝炎預防與治療	野村喜重郎著	180元
58青春永駐養生導引術	早島正雄著	180元
59改變呼吸法創造健康	原久子著	180元
60荷爾蒙平衡養生秘訣	出村博著	180元
61水美肌健康法	井戶勝富著	170元
62認識食物掌握健康	廖梅珠編著	170元
63痛風劇痛消除法	鈴木吉彥著	180元
64酸莖菌驚人療效	上田明彥著	180元
65大豆卵磷脂治現代病	神津健一著	200元
66時辰療法──危險時刻凌晨4時	呂建強等著	180元
67自然治癒力提升法	帶津良一著	180元
68巧妙的氣保健法	藤平墨子著	180元
69治癒Ｃ型肝炎	熊田博光著	180元

⑦⓪肝臟病預防與治療	劉名揚編著	180元
⑦①腰痛平衡療法	荒井政信著	180元
⑦②根治多汗症、狐臭	稻葉益巳著	220元
⑦③40歲以後的骨質疏鬆症	沈永嘉譯	180元
⑦④認識中藥	松下一成著	180元
⑦⑤認識氣的科學	佐佐木茂美著	180元
⑦⑥我戰勝了癌症	安田伸著	180元
⑦⑦斑點是身心的危險信號	中野進著	180元
⑦⑧艾波拉病毒大震撼	玉川重德著	180元
⑦⑨重新還我黑髮	桑名隆一郎著	180元
⑧⓪身體節律與健康	林博史著	180元
⑧①生薑治萬病	石原結實著	180元

• 實用女性學講座 • 電腦編號 19

①解讀女性內心世界	島田一男著	150元
②塑造成熟的女性	島田一男著	150元
③女性整體裝扮學	黃靜香編著	180元
④女性應對禮儀	黃靜香編著	180元
⑤女性婚前必修	小野十傳著	200元
⑥徹底瞭解女人	田口二州著	180元
⑦拆穿女性謊言88招	島田一男著	200元
⑧解讀女人心	島田一男著	200元

• 校 園 系 列 • 電腦編號 20

①讀書集中術	多湖輝著	150元
②應考的訣竅	多湖輝著	150元
③輕鬆讀書贏得聯考	多湖輝著	150元
④讀書記憶秘訣	多湖輝著	150元
⑤視力恢復！超速讀術	江錦雲譯	180元
⑥讀書36計	黃柏松編著	180元
⑦驚人的速讀術	鐘文訓編著	170元
⑧學生課業輔導良方	多湖輝著	180元
⑨超速讀超記憶法	廖松濤編著	180元
⑩速算解題技巧	宋釗宜編著	200元
⑪看圖學英文	陳炳崑編著	200元

• 實用心理學講座 • 電腦編號 21

①拆穿欺騙伎倆	多湖輝著	140元

②創造好構想 多湖輝著 140元
③面對面心理術 多湖輝著 160元
④偽裝心理術 多湖輝著 140元
⑤透視人性弱點 多湖輝著 140元
⑥自我表現術 多湖輝著 180元
⑦不可思議的人性心理 多湖輝著 150元
⑧催眠術入門 多湖輝著 150元
⑨責罵部屬的藝術 多湖輝著 150元
⑩精神力 多湖輝著 150元
⑪厚黑說服術 多湖輝著 150元
⑫集中力 多湖輝著 150元
⑬構想力 多湖輝著 150元
⑭深層心理術 多湖輝著 160元
⑮深層語言術 多湖輝著 160元
⑯深層說服術 多湖輝著 180元
⑰掌握潛在心理 多湖輝著 160元
⑱洞悉心理陷阱 多湖輝著 180元
⑲解讀金錢心理 多湖輝著 180元
⑳拆穿語言圈套 多湖輝著 180元
㉑語言的內心玄機 多湖輝著 180元

・超現實心理講座・電腦編號 22

①超意識覺醒法 詹蔚芬編譯 130元
②護摩秘法與人生 劉名揚編譯 130元
③秘法！超級仙術入門 陸明譯 150元
④給地球人的訊息 柯素娥編著 150元
⑤密教的神通力 劉名揚編著 130元
⑥神秘奇妙的世界 平川陽一著 180元
⑦地球文明的超革命 吳秋嬌譯 200元
⑧力量石的秘密 吳秋嬌譯 180元
⑨超能力的靈異世界 馬小莉譯 200元
⑩逃離地球毀滅的命運 吳秋嬌譯 200元
⑪宇宙與地球終結之謎 南山宏著 200元
⑫驚世奇功揭秘 傅起鳳著 200元
⑬啟發身心潛力心象訓練法 栗田昌裕著 180元
⑭仙道術遁甲法 高藤聰一郎著 220元
⑮神通力的秘密 中岡俊哉著 180元
⑯仙人成仙術 高藤聰一郎著 200元
⑰仙道符咒氣功法 高藤聰一郎著 220元
⑱仙道風水術尋龍法 高藤聰一郎著 200元

⑲仙道奇蹟超幻像	高藤聰一郎著	200元
⑳仙道鍊金術房中法	高藤聰一郎著	200元
㉑奇蹟超醫療治癒難病	深野一幸著	220元
㉒揭開月球的神秘力量	超科學研究會	180元
㉓西藏密教奧義	高藤聰一郎著	250元

・養生保健・電腦編號23

①醫療養生氣功	黃孝寬著	250元
②中國氣功圖譜	余功保著	230元
③少林醫療氣功精粹	井玉蘭著	250元
④龍形實用氣功	吳大才等著	220元
⑤魚戲增視強身氣功	宮　嬰著	220元
⑥嚴新氣功	前新培金著	250元
⑦道家玄牝氣功	張　章著	200元
⑧仙家秘傳袪病功	李遠國著	160元
⑨少林十大健身功	秦慶豐著	180元
⑩中國自控氣功	張明武著	250元
⑪醫療防癌氣功	黃孝寬著	250元
⑫醫療強身氣功	黃孝寬著	250元
⑬醫療點穴氣功	黃孝寬著	250元
⑭中國八卦如意功	趙維漢著	180元
⑮正宗馬禮堂養氣功	馬禮堂著	420元
⑯秘傳道家筋經內丹功	王慶餘著	280元
⑰三元開慧功	辛桂林著	250元
⑱防癌治癌新氣功	郭　林著	180元
⑲禪定與佛家氣功修煉	劉天君著	200元
⑳顛倒之術	梅自強著	360元
㉑簡明氣功辭典	吳家駿編	360元
㉒八卦三合功	張全亮著	230元
㉓朱砂掌健身養生功	楊　永著	250元
㉔抗老功	陳九鶴著	230元

・社會人智囊・電腦編號24

①糾紛談判術	清水增三著	160元
②創造關鍵術	淺野八郎著	150元
③觀人術	淺野八郎著	180元
④應急詭辯術	廖英迪編著	160元
⑤天才家學習術	木原武一著	160元
⑥猫型狗式鑑人術	淺野八郎著	180元

⑦逆轉運掌握術	淺野八郎著	180元
⑧人際圓融術	澀谷昌三著	160元
⑨解讀人心術	淺野八郎著	180元
⑩與上司水乳交融術	秋元隆司著	180元
⑪男女心態定律	小田晉著	180元
⑫幽默說話術	林振輝編著	200元
⑬人能信賴幾分	淺野八郎著	180元
⑭我一定能成功	李玉瓊譯	180元
⑮獻給青年的嘉言	陳蒼杰譯	180元
⑯知人、知面、知其心	林振輝編著	180元
⑰塑造堅強的個性	坂上肇著	180元
⑱為自己而活	佐藤綾子著	180元
⑲未來十年與愉快生活有約	船井幸雄著	180元
⑳超級銷售話術	杜秀卿譯	180元
㉑感性培育術	黃靜香編著	180元
㉒公司新鮮人的禮儀規範	蔡媛惠譯	180元
㉓傑出職員鍛鍊術	佐佐木正著	180元
㉔面談獲勝戰略	李芳黛譯	180元
㉕金玉良言撼人心	森純大著	180元
㉖男女幽默趣典	劉華亭編著	180元
㉗機智說話術	劉華亭編著	180元
㉘心理諮商室	柯素娥譯	180元
㉙如何在公司頭角崢嶸	佐佐木正著	180元
㉚機智應對術	李玉瓊編著	200元
㉛克服低潮良方	坂野雄二著	180元
㉜智慧型說話技巧	沈永嘉編著	元
㉝記憶力、集中力增進術	廖松濤編著	180元

・精 選 系 列・電腦編號 25

①毛澤東與鄧小平	渡邊利夫等著	280元
②中國大崩裂	江戶介雄著	180元
③台灣・亞洲奇蹟	上村幸治著	220元
④7-ELEVEN高盈收策略	國友隆一著	180元
⑤台灣獨立	森 詠著	200元
⑥迷失中國的末路	江戶雄介著	220元
⑦2000年5月全世界毀滅	紫藤甲子男著	180元
⑧失去鄧小平的中國	小島朋之著	220元
⑨世界史爭議性異人傳	桐生操著	200元
⑩淨化心靈享人生	松濤弘道著	220元
⑪人生心情診斷	賴藤和寬著	220元

⑫中美大決戰	檜山良昭著	220元

・運 動 遊 戲・電腦編號 26

①雙人運動	李玉瓊譯	160元
②愉快的跳繩運動	廖玉山譯	180元
③運動會項目精選	王佑京譯	150元
④肋木運動	廖玉山譯	150元
⑤測力運動	王佑宗譯	150元

・休 閒 娛 樂・電腦編號 27

①海水魚飼養法	田中智浩著	300元
②金魚飼養法	曾雪玫譯	250元
③熱門海水魚	毛利匡明著	480元
④愛犬的教養與訓練	池田好雄著	250元

・銀髮族智慧學・電腦編號 28

①銀髮六十樂逍遙	多湖輝著	170元
②人生六十反年輕	多湖輝著	170元
③六十歲的決斷	多湖輝著	170元

・飲 食 保 健・電腦編號 29

①自己製作健康茶	大海淳著	220元
②好吃、具藥效茶料理	德永睦子著	220元
③改善慢性病健康藥草茶	吳秋嬌譯	200元
④藥酒與健康果菜汁	成玉編著	250元

・家庭醫學保健・電腦編號 30

①女性醫學大全	雨森良彥著	380元
②初爲人父育兒寶典	小瀧周曹著	220元
③性活力強健法	相建華著	220元
④30歲以上的懷孕與生產	李芳黛編著	220元
⑤舒適的女性更年期	野末悅子著	200元
⑥夫妻前戲的技巧	笠井寬司著	200元
⑦病理足穴按摩	金慧明著	220元
⑧爸爸的更年期	河野孝旺著	200元
⑨橡皮帶健康法	山田晶著	200元

⑩33天健美減肥	相建華等著	180元
⑪男性健美入門	孫玉祿編著	180元
⑫強化肝臟秘訣	主婦の友社編	200元
⑬了解藥物副作用	張果馨譯	200元
⑭女性醫學小百科	松山榮吉著	200元
⑮左轉健康秘訣	龜田修等著	200元
⑯實用天然藥物	鄭炳全編著	260元
⑰神秘無痛平衡療法	林宗駛著	180元
⑱膝蓋健康法	張果馨譯	180元

・心 靈 雅 集・電腦編號00

①禪言佛語看人生	松濤弘道著	180元
②禪密教的奧秘	葉逯謙譯	120元
③觀音大法力	田口日勝著	120元
④觀音法力的大功德	田口日勝著	120元
⑤達摩禪106智慧	劉華亭編譯	220元
⑥有趣的佛教研究	葉逯謙編譯	170元
⑦夢的開運法	蕭京凌譯	130元
⑧禪學智慧	柯素娥編譯	130元
⑨女性佛教入門	許俐萍譯	110元
⑩佛像小百科	心靈雅集編譯組	130元
⑪佛教小百科趣談	心靈雅集編譯組	120元
⑫佛教小百科漫談	心靈雅集編譯組	150元
⑬佛教知識小百科	心靈雅集編譯組	150元
⑭佛學名言智慧	松濤弘道著	220元
⑮釋迦名言智慧	松濤弘道著	220元
⑯活人禪	平田精耕著	120元
⑰坐禪入門	柯素娥編譯	150元
⑱現代禪悟	柯素娥編譯	130元
⑲道元禪師語錄	心靈雅集編譯組	130元
⑳佛學經典指南	心靈雅集編譯組	130元
㉑何謂「生」　阿含經	心靈雅集編譯組	150元
㉒一切皆空　般若心經	心靈雅集編譯組	150元
㉓超越迷惘　法句經	心靈雅集編譯組	130元
㉔開拓宇宙觀　華嚴經	心靈雅集編譯組	180元
㉕真實之道　法華經	心靈雅集編譯組	130元
㉖自由自在　涅槃經	心靈雅集編譯組	130元
㉗沈默的教示　維摩經	心靈雅集編譯組	150元
㉘開通心眼　佛語佛戒	心靈雅集編譯組	130元
㉙揭秘寶庫　密教經典	心靈雅集編譯組	180元

㉚坐禪與養生	廖松濤譯	110元
㉛釋尊十戒	柯素娥編譯	120元
㉜佛法與神通	劉欣如編著	120元
㉝悟（正法眼藏的世界）	柯素娥編譯	120元
㉞只管打坐	劉欣如編著	120元
㉟喬答摩・佛陀傳	劉欣如編著	120元
㊱唐玄奘留學記	劉欣如編著	120元
㊲佛教的人生觀	劉欣如編譯	110元
㊳無門關（上卷）	心靈雅集編譯組	150元
㊴無門關（下卷）	心靈雅集編譯組	150元
㊵業的思想	劉欣如編著	130元
㊶佛法難學嗎	劉欣如著	140元
㊷佛法實用嗎	劉欣如著	140元
㊸佛法殊勝嗎	劉欣如著	140元
㊹因果報應法則	李常傳編	180元
㊺佛教醫學的奥秘	劉欣如編著	150元
㊻紅塵絕唱	海　若著	130元
㊼佛教生活風情	洪丕謨、姜玉珍著	220元
㊽行住坐臥有佛法	劉欣如著	160元
㊾起心動念是佛法	劉欣如著	160元
㊿四字禪語	曹洞宗青年會	200元
51妙法蓮華經	劉欣如編著	160元
52根本佛教與大乘佛教	葉作森編	180元
53大乘佛經	定方晟著	180元
54須彌山與極樂世界	定方晟著	180元
55阿闍世的悟道	定方晟著	180元
56金剛經的生活智慧	劉欣如著	180元

・經 營 管 理・電腦編號01

◎創新經營管理六十六大計（精）	蔡弘文編	780元
①如何獲取生意情報	蘇燕謀譯	110元
②經濟常識問答	蘇燕謀譯	130元
④台灣商戰風雲錄	陳中雄著	120元
⑤推銷大王秘錄	原一平著	180元
⑥新創意・賺大錢	王家成譯	90元
⑦工廠管理新手法	琪　輝著	120元
⑨經營參謀	柯順隆譯	120元
⑩美國實業24小時	柯順隆譯	80元
⑪撼動人心的推銷法	原一平著	150元
⑫高竿經營法	蔡弘文編	120元

⑬如何掌握顧客	柯順隆譯	150元
⑭一等一賺錢策略	蔡弘文編	120元
⑯成功經營妙方	鐘文訓著	120元
⑰一流的管理	蔡弘文編	150元
⑱外國人看中韓經濟	劉華亭譯	150元
⑳突破商場人際學	林振輝編著	90元
㉑無中生有術	琪輝編著	140元
㉒如何使女人打開錢包	林振輝編著	100元
㉓操縱上司術	邑井操著	90元
㉔小公司經營策略	王嘉誠著	160元
㉕成功的會議技巧	鐘文訓編譯	100元
㉖新時代老闆學	黃柏松編著	100元
㉗如何創造商場智囊團	林振輝編譯	150元
㉘十分鐘推銷術	林振輝編譯	180元
㉙五分鐘育才	黃柏松編譯	100元
㉚成功商場戰術	陸明編譯	100元
㉛商場談話技巧	劉華亭編譯	120元
㉜企業帝王學	鐘文訓譯	90元
㉝自我經濟學	廖松濤編譯	100元
㉞一流的經營	陶田生編著	120元
㉟女性職員管理術	王昭國編譯	120元
㊱ＩＢＭ的人事管理	鐘文訓編譯	150元
㊲現代電腦常識	王昭國編譯	150元
㊳電腦管理的危機	鐘文訓編譯	120元
㊴如何發揮廣告效果	王昭國編譯	150元
㊵最新管理技巧	王昭國編譯	150元
㊶一流推銷術	廖松濤編譯	150元
㊷包裝與促銷技巧	王昭國編譯	130元
㊸企業王國指揮塔	松下幸之助著	120元
㊹企業精銳兵團	松下幸之助著	120元
㊺企業人事管理	松下幸之助著	100元
㊻華僑經商致富術	廖松濤編譯	130元
㊼豐田式銷售技巧	廖松濤編譯	180元
㊽如何掌握銷售技巧	王昭國編著	130元
㊿洞燭機先的經營	鐘文訓編譯	150元
52新世紀的服務業	鐘文訓編譯	100元
53成功的領導者	廖松濤編譯	120元
54女推銷員成功術	李玉瓊編譯	130元
55ＩＢＭ人才培育術	鐘文訓編譯	100元
56企業人自我突破法	黃琪輝編著	150元
58財富開發術	蔡弘文編著	130元

㊾成功的店舖設計	鐘文訓編著	150元
㊿企管回春法	蔡弘文編著	130元
㊷小企業經營指南	鐘文訓編譯	100元
㊸商場致勝名言	鐘文訓編譯	150元
㊹迎接商業新時代	廖松濤編譯	100元
㊻新手股票投資入門	何朝乾　編	200元
㊼上揚股與下跌股	何朝乾編譯	180元
㊽股票速成學	何朝乾編譯	200元
㊾理財與股票投資策略	黃俊豪編著	180元
⑦黃金投資策略	黃俊豪編著	180元
⑦厚黑管理學	廖松濤編譯	180元
⑦股市致勝格言	呂梅莎編譯	180元
⑦透視西武集團	林谷燁編譯	150元
⑦巡迴行銷術	陳蒼杰譯	150元
⑦推銷的魔術	王嘉誠譯	120元
⑦60秒指導部屬	周蓮芬編譯	150元
⑦精銳女推銷員特訓	李玉瓊編譯	130元
⑧企劃、提案、報告圖表的技巧	鄭　汶　譯	180元
⑧海外不動產投資	許達守編譯	150元
⑧八百件的世界策略	李玉瓊譯	150元
⑧服務業品質管理	吳宜芬譯	180元
⑧零庫存銷售	黃東謙編譯	150元
⑧三分鐘推銷管理	劉名揚編譯	150元
⑧推銷大王奮鬥史	原一平著	150元
⑧豐田汽車的生產管理	林谷燁編譯	150元

・成功寶庫・電腦編號02

①上班族交際術	江森滋著	100元
②拍馬屁訣竅	廖玉山編譯	110元
④聽話的藝術	歐陽輝編譯	110元
⑨求職轉業成功術	陳　義編著	110元
⑩上班族禮儀	廖玉山編著	120元
⑪接近心理學	李玉瓊編著	100元
⑫創造自信的新人生	廖松濤編著	120元
⑭上班族如何出人頭地	廖松濤編著	100元
⑮神奇瞬間瞑想法	廖松濤編譯	100元
⑯人生成功之鑰	楊意苓編著	150元
⑲給企業人的諍言	鐘文訓編著	120元
⑳企業家自律訓練法	陳　義編譯	100元
㉑上班族妖怪學	廖松濤編著	100元

國家圖書館出版品預行編目資料

ＮＳ磁氣平衡法塑造窈窕奇蹟／古屋和江著，
李芳黛譯，一初版一臺北市，大展，民86
面；　公分一（婦幼天地；44）
譯自：思いッきりきれいにヤセる
ISBN 957-557-742-6（平裝）

1. 減肥　2. 磁石療法

411.35　86008310

ＮＳ磁氣平衡法塑造窈窕奇蹟

ISBN 957-557-742-6

原著者／古屋和江
編譯者／李芳黛
發行人／蔡森明
出版者／大展出版社有限公司
社址／台北市北投區（石牌）致遠一路二段12巷1號
電話／(02) 8236031・8236033
傳眞／(02) 8272069
郵政劃撥／0166955－1
登記證／局版臺業字第2171號
承印者／高星企業有限公司
裝訂／日新裝訂所
排版者／千兵企業有限公司
電話／(02) 8812643
初版1刷／1997年（民86年）9月

定價／180元

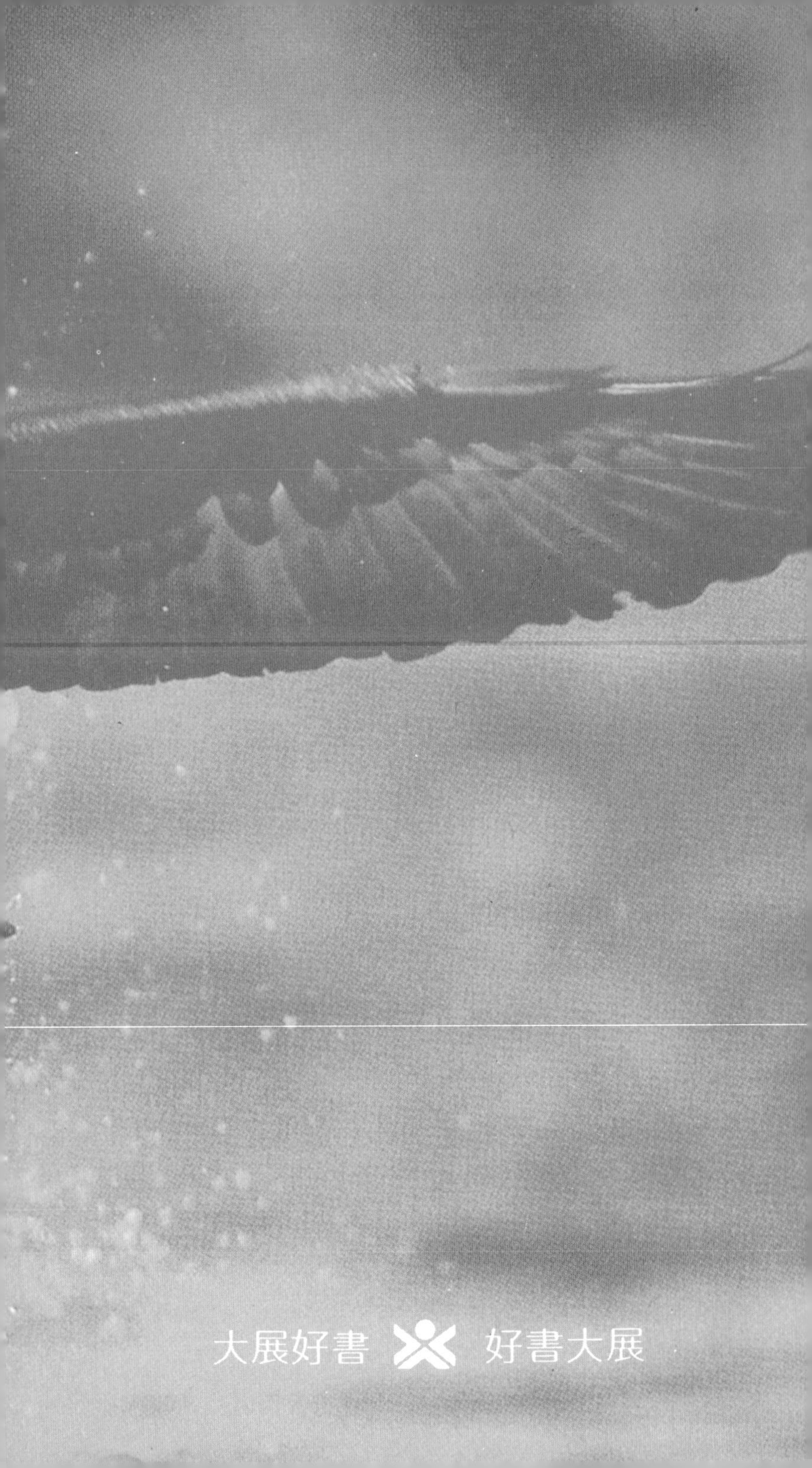
大展好書　好書大展

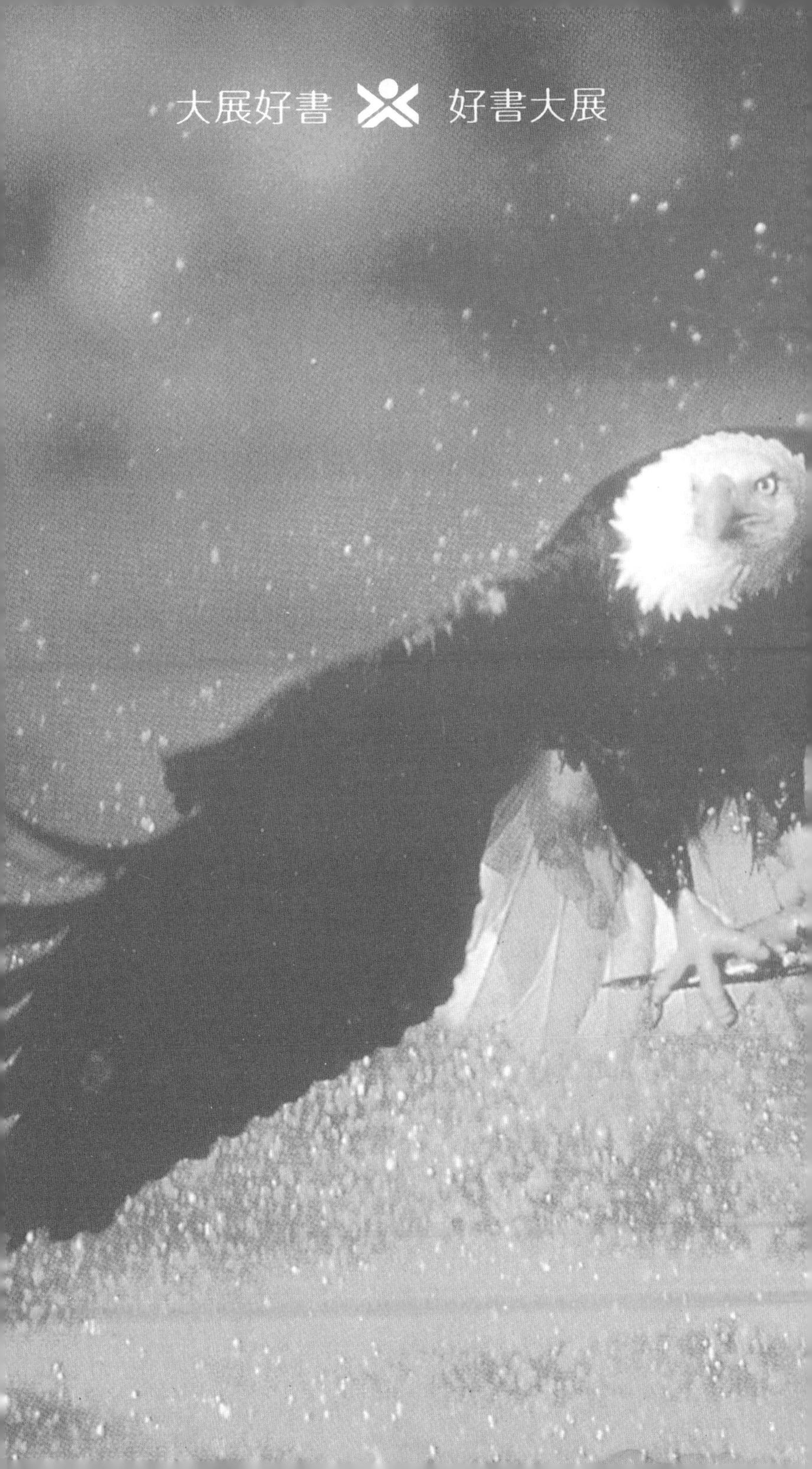
大展好書 好書大展